하루 15분
호르몬 혁명

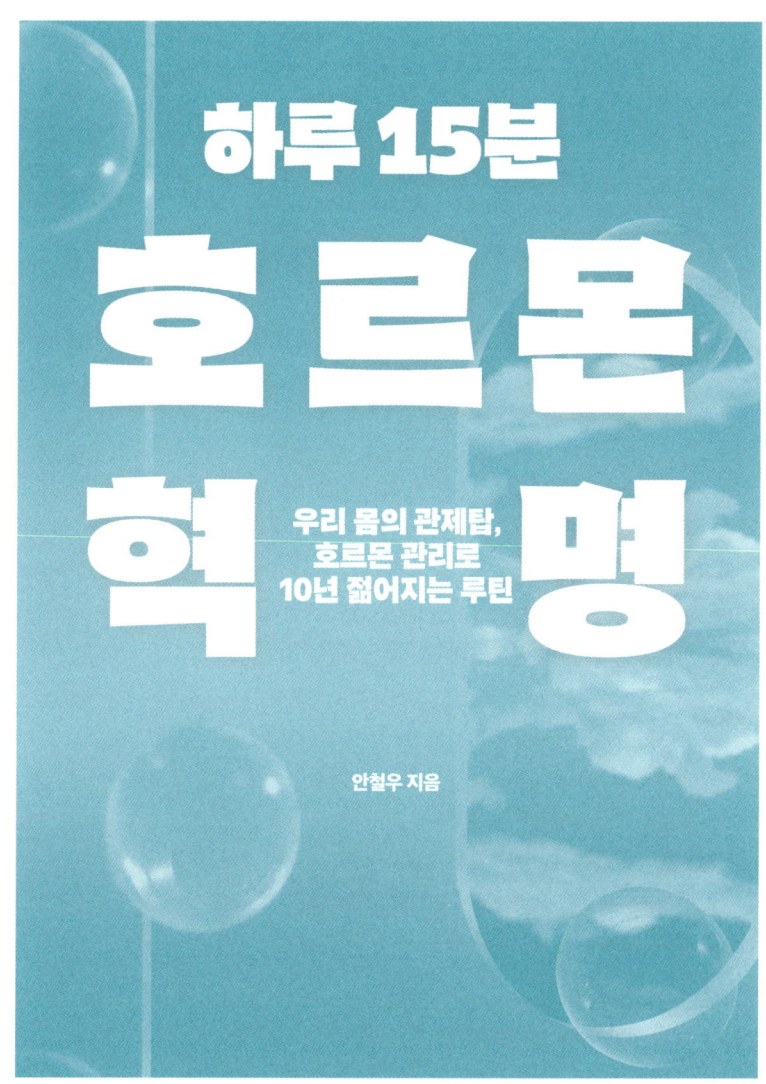

하루 15분
호르몬 혁명

우리 몸의 관제탑,
호르몬 관리로
10년 젊어지는 루틴

안철우 지음

한스미디어

CHECKLIST
당신에게 필요한 호르몬 레시피를 찾아 드립니다!

1 나에게 부족한 호르몬을 알아보는 OX 퀴즈

1   잠을 자다가 3회 이상 깬다
2   체력이 눈에 띄게 떨어진 것이 느껴진다
3   뚜렷한 이유 없이 기분이 가라앉고 우울한 감정이 든다
4   가족이나 친구, 연인과 멀어진 것 같은 느낌이 든다
5   밥을 먹었는데도 단 음식이 먹고 싶고, 먹고 나면 졸음이 쏟아진다
6   낮에 하품이 자주 나지만 막상 누우면 쉽게 잠들지 못한다
7   운동 후 근육통이 심하고 금방 회복되지 않는다
8   영화, 등산, 낚시 등 전에는 즐거웠던 활동들이 더 이상 재미있게 느껴지지 않는다
9   낯선 사람과 대화하는 것이 점점 더 어렵다
10 흰쌀밥, 빵, 면 등 탄수화물이 많이 든 음식이 먹고 싶을 때가 자주 있다
11 커피를 마시지 않으면 정신이 맑지 않다
12 뱃살이 많이 나오고 팔다리는 얇아진 것 같다
13 쉽게 짜증이 나고 감정 기복이 심해졌다
14 사람들을 만나는 기회가 생겨도 선뜻 내키지 않는다
15 밥때를 놓치면 기력이 없고 손이 떨리는 등 불안정한 느낌이 든다
16 밤낮이 바뀌고 규칙적인 수면 습관을 유지하기 어렵다
17 피부의 탄력이 줄고 머리카락이 가늘어지는 것 같다
18 걱정과 불안이 심해졌고 의욕이 없다
19 관계로부터 오는 충만한 만족감이 사라진 것 같다
20 갈증이 심해지고 화장실에 자주 간다

2 결과 확인하기: 내게 부족한 호르몬은?

설문에서 O로 체크된 문항 아래 회색 칸이 부족한 호르몬을 나타냅니다.

  예) 1번 문항이 O라면 멜라토닌이 부족한 상황으로 진단합니다.

설문 번호	1	2	3	4	5	6	7	8	9	10	11	12	13	14	15	16	17	18	19	20
답변(OX)																				
멜라토닌	■					■					■					■				
성장호르몬		■					■					■					■			
세로토닌			■					■					■					■		
옥시토신				■					■					■					■	
인슐린					■					■					■					■

호르몬별로 O로 체크된 문항은 몇 개인가요?

멜라토닌 _____개   성장호르몬 _____개   세로토닌 _____개

옥시토신 _____개   인슐린 _____개

3 5대 호르몬을 보충할 수 있는 5가지 레시피

위 설문에서 부족한 것으로 확인된 호르몬의 밸런스를 회복하기 위해 호르몬 레시피를 선택해 봅니다.

1 멜라토닌
① 15분 아침 산책 ② 숙면 스트레칭 ③ 카페인 없는 하루 ④ 햇살 명상 ⑤ 디지털 디톡스

2 성장호르몬
① 15분 줄넘기 ② 뼈 튼튼 운동 ③ 코어 강화 HIIT ④ 단백질 집중 식사 ⑤ 견과류 보충

3 세로토닌
① 15분 티타임 ② 마음 챙김 명상 ③ 동화책 읽기 ④ 그림 그리기 ⑤ 좋은 글 필사하기

4 옥시토신
① 15분 마사지 ② 반신욕 ③ 음악 감상 ④ 가까운 사람과 담소 ⑤ 따뜻한 포옹

5 인슐린
① 15분 계단 운동 ② 코어 강화 HIIT ③ 자세 교정 스트레칭 ④ 블랙푸드 밥상
⑤ 거꾸로 식사법

4 호르몬 레시피 정하기

보충할 '호르몬'과 선택한 '호르몬 레시피'를 기입하고, 아래 표에 매일의 실천 내용을 체크합니다.

1 내가 보충할 호르몬은? _____

　　내가 매일 15분 동안 실천할 호르몬 레시피는?

　　① _____　② _____　③ _____

2 내가 보충할 호르몬은? _____

　　내가 매일 15분 동안 실천할 호르몬 레시피는?

　　① _____　② _____　③ _____

3 내가 보충할 호르몬은? _____

　　내가 매일 15분 동안 실천할 호르몬 레시피는?

　　① _____　② _____　③ _____

4 내가 보충할 호르몬은? _____

　　내가 매일 15분 동안 실천할 호르몬 레시피는?

　　① _____　② _____　③ _____

5 내가 보충할 호르몬은? _____

　　내가 매일 15분 동안 실천할 호르몬 레시피는?

　　① _____　② _____　③ _____

5 호르몬 레시피 실천하기

호르몬 밸런스를 되찾기 위해서는 올바른 습관을 들이는 것이 중요합니다. 매일매일 호르몬 레시피를 실천하며 호르몬 밸런스를 유지해 갑니다.

	1일	2일	3일	4일	5일	6일	7일
1주 차	① _____ ② _____ ③ _____	① _____ ② _____ ③ _____	① _____ ② _____ ③ _____	① _____ ② _____ ③ _____	① _____ ② _____ ③ _____	① _____ ② _____ ③ _____	① _____ ② _____ ③ _____
	8일	9일	10일	11일	12일	13일	14일
2주 차	① _____ ② _____ ③ _____	① _____ ② _____ ③ _____	① _____ ② _____ ③ _____	① _____ ② _____ ③ _____	① _____ ② _____ ③ _____	① _____ ② _____ ③ _____	① _____ ② _____ ③ _____
	15일	16일	17일	18일	19일	20일	21일
3주 차	① _____ ② _____ ③ _____	① _____ ② _____ ③ _____	① _____ ② _____ ③ _____	① _____ ② _____ ③ _____	① _____ ② _____ ③ _____	① _____ ② _____ ③ _____	① _____ ② _____ ③ _____
	22일	23일	24일	25일	26일	27일	28일
4주 차	① _____ ② _____ ③ _____	① _____ ② _____ ③ _____	① _____ ② _____ ③ _____	① _____ ② _____ ③ _____	① _____ ② _____ ③ _____	① _____ ② _____ ③ _____	① _____ ② _____ ③ _____
	29일	30일	31일				
5주 차	① _____ ② _____ ③ _____	① _____ ② _____ ③ _____	① _____ ② _____ ③ _____				

서문

하루 15분,
노화의 속도를 늦추는
기적의 시간

"교수님, 제가 뭘 좀 해 보면 좋을까요?" 하루에만 진료실을 찾은 수십 명의 환자들이 묻고 또 묻는다. 이전보다 늘어난 주름, 쉽게 쌓이는 피로, 회복되지 않는 무기력함… 한때는 자연스러운 노화의 현상이라 생각했던 증상들이 나타나면 환자들은 노화의 속도를 조절할 수 있는, 좀 더 솔직해지자면 '노화를 멈출 수 있는 방법'을 고민한다. 그리고 내분비과 의사 입장에서 그 답을 호르몬 관리에서 찾으려고 하는 것은 너무나 당연한 수순으로 여겨진다. 바쁜 시간을 쪼개 대학병원 진료실을 찾아와 구체적인 방법을 묻는 환자들이 고맙기까지 하다.

불과 얼마 전까지만 해도 호르몬이라고 하면 사춘기의 혼란이나 갱년기의 증상과 같이 특정 시기에 영향을 미치는 현상으로 생각했다. 그러나 호르몬 관련 방송과 책, 그리고 SNS 콘텐츠가 확산되면서 호르몬이 우리의 삶 전체를 관장하는 작은 거인이라는 사실을 알게 됐다. 실제 호르몬은 우리가 아침에 깨어나 밤에 잠들기까지, 엄마의 뱃속에서 태어나 다시 흙으로 돌아가기까지 몸과 마음의 모든 기능을 조율하는 생명의 지휘자이다. 일반인들에게는 행복과 만족감을 느끼게 하는 세로토닌, 스트레스에 맞서 싸우는 코르티솔, 젊음과 활력을 유지해 주는 성장호르몬 등이 알려져 있지만 우리 몸에는 100가지가 넘는 호르몬이 삶의 질을 결정하는 핵심 요소로 활약하고 있다.

문제는 여러 가지 이유로 건강과 활력, 정신적 안정을 담당하는 호르몬의 균형이 깨지고 이로 인해 노화의 속도가 한층 빨라진다는 것이다. 호르몬의 균형이 깨지는 일반적인 이유는 노화이다. 인간의 생로병사는 DNA에 새겨진 설계도에 따라 진행된다. 호르몬은 그 설계도를 읽고 실행하는 역할을 한다. 대부분의 호르몬은 20대 후반에서 30대 초반에 정점을 찍고 점차 분비량이 감소한다. 이렇게 호르몬 균형이 깨지기 시작하면 인체는 활력을 잃고 노화를 체험하는 구간에 돌입한다.

현대인들의 잘못된 생활 습관은 호르몬 불균형을 불러오는 가장 큰 요인이다. 수면 부족, 불규칙한 식사, 만성적인 스트레스, 운동 부족은 현대인의 일상생활이라고 해도 과언이 아니다. 그러나 이러한 생활 습관은 노화의 속도를 한층 빠르게 만든다.

일례로 밤에 깊은 잠을 못 자면 멜라토닌이 줄어 만성 불면증이 생기고, 영양소가 풍부한 식사를 하지 못하면 인슐린 분비에 문제가 생기며, 일상의 크고 작은 스트레스를 제때 해소하지 못하면 코르티솔이 증가해 면역 체계까지 위협받는다. 적당한 운동을 지속하지 않으면 성장호르몬이 제대로 분비되지 않아 에너지 대사에도 문제가 생긴다. 나아가 만성적인 호르몬 불균형은 불면증과 당뇨병, 고혈압, 심혈관 질환 그리고 만성적 염증으로 이어져 질병까지 불러온다. 더빨리 늙어 가는 가속노화뿐만 아니라 우리를 괴롭히는 질병의 문도 활짝 열리고 만다.

"호르몬 관리가 곧 인생 관리입니다. 짧은 시간이라도 꾸준히 할 수 있는 좋은 습관을 들이세요." 지난 수십 년간 건강 유지는 물론, 저속노화를 위해서도 호르몬 관리를 생활화해야 한다는 주장을 펼쳐 왔다. 실제 생활 습관을 고쳐 질병을 치료하고 노화의 속도를 바로잡은 환자들은 "호르몬 상태를 이해하고 관리하는 것만으로 행복하고 건강한 삶을 살 수 있다는 것을 깨달았다"라는 고백을 들려주었다.

아침 산책으로 멜라토닌을 촉진시킨 환자는 깊은 숙면을 취하게 되었다고 놀라워했고, 티타임을 생활화했던 환자는 잦은 감정 기복이 사라지고 일상의 평온을 되찾을 수 있었으며, 좋아하는 책을 옮겨 쓰는 필사를 지속했던 환자는 기억력이 좋아져 치매 걱정을 줄일 수 있었다. 점심 식사 후 꾸준히 계단 오르기를 했던 환자는 혈당 스파이크를 해결해 혈당 수치를 안정화시킬 수 있었고, 단백질과 섬유질 위주의 식단을 실천했던 환자는 오랜 비만에서 탈출할 수 있었으며, 일정한 시간에 명상과 음악 감상을 반복했던 환자는 갱년기 우울증을 해소하며 건강한 일상으로 돌아올 수 있었다.

이 밖에도 하루 15분이라는 짧은 시간을 할애하여 대단한 수술이나 복잡한 식이요법, 약물 치료 없이 노화의 속도를 늦추고 건강 문제를 해결한 환자들이 많다. 호르몬 밸런스를 되찾는 좋은 습관을 실천하는 것으로 가능한 일들이었다.

이 책은 노화의 속도를 늦추고 건강을 되찾게 해 주는 좋은 습관들을 소개한다. 호르몬이 노화와 건강에 미치는 영향과 원리를 간단히 안내하고, 구체적인 실천법들을 레시피 형태로 담았다. 호르몬 관리를 위한 간단하고 실용적인 안내서 역할을 하고자 했다. 1장에서는 호르몬 부족을 생활 습관으로 해결하는 것이 어떻게 가능한지 설명하고 2장에서 5장까지는 노화, 정신건강, 비만, 갱년기를 주제로 호르몬이 미치는 영향을 설명하며, 하루 15분이라는 짧은 시간 동안 실천할 수 있는 직접적인 호르몬 레시피들을 소개했다.

장담하건대 인생 관리라고 할 수 있는 호르몬 관리는 거창한 계획이나 의지가 필요한 것은 아니다. 책에서 제안하는 15분 호르몬 레시피만으로 바쁜 일상에서도 누구나 쉽게 호르몬 밸런스를 되찾을 수 있다. 아침에 눈뜨자마자 시작하는 짧은 스트레칭, 점심 식사 후 시간을 내서 하는 계단 오르기 운동, 자기 전 마음을 정화하는 명상 같은 작은 습관들이 모여 호르몬 균형을 되찾고 노화의 속도를 늦출 수 있다.

최근에는 몸 건강뿐만 아니라 마음 건강까지도 중요하게 여겨지고 있다. 현대의학은 수많은 임상 사례를 통해 몸과 마음이 연결돼 있다는 것을 확인했다. 호르몬 연구에서도 마찬가지다. 호르몬 관리의 좋은 습관을 들인다면 몸과 함께 마음을, 마음과 함께 정신을 건강하고 젊게 유지할 수 있을 것이다.

노화는 피할 수 없는 숙명이 아닌 누구나 조절할 수 있는 변화일 뿐이다. 모두가 매일 15분, 노화의 속도를 늦추는 기적의 시간을 통해 더 젊어지고 건강해질 수 있다. 이 책이 건강하게 나이 들기를 바라는 이들에게 이정표가 되기를 소망한다.

안철우

차례

서문 하루 15분, 노화의 속도를 늦추는 기적의 시간　　　　　　　　　　8

1　저속노화와 가속노화는 호르몬이 결정한다

- 노화가 계단식으로 진행되는 이유　　　　　　　　　　　　　21
- 저속노화 VS 가속노화　　　　　　　　　　　　　　　　　　27
- 가속노화를 부추기는 미병　　　　　　　　　　　　　　　　32
- 주름보다 혈관노화를 막는 안티에이징이 핵심이다　　　　　　37
- 가속노화의 주범인 3대 질병　　　　　　　　　　　　　　　43
- 저속노화를 부르는 호르몬 관리법　　　　　　　　　　　　　49
- 비타민은 먹어서, 호르몬은 습관으로 해결한다　　　　　　　54
- 하루 15분으로 10년 젊어지는 호르몬 관리　　　　　　　　　60

2 젊음을 유지하고 노화를 막는 호르몬 레시피

- 더 이상 호르몬이 우리를 지켜 주지 않을 때 나타나는 노화 69
- 멜라토닌이 감소하면 가속노화가 시작된다 73
- 노화의 속도까지 조절하는 행복호르몬 78
- 피부노화를 막는 초강력 항산화제를 지켜라 83
- 여성도 테스토스테론이 필요하다 88
- 탈모 유형에 따라 호르몬 관리도 달라야 한다 93
- 노인도 젊어지는 성장호르몬? 98
- 마지막까지 성적 만족을 포기하지 말아야 하는 이유 103
- | 하루 15분 호르몬 처방전 | 108

3 기분 조절부터 치매 예방까지 호르몬에서 답을 찾다

- 내 몸을 공격하는 스트레스, 코르티솔을 알면 해법이 보인다 139
- 멜라토닌으로 알츠하이머를 진단할 수 있다? 143
- 장이 우울하면 뇌도 우울하다 146
- 에스트로겐 감소가 치매를 일으킨다 150

- 마음의 온도를 조절하는 갑상선호르몬　　　　　　155
- 제3형 당뇨병이 된 치매　　　　　　　　　　　　160
- 도파민 부족이 퇴행성 질환을 부른다　　　　　　165
- 독이 되고 약도 되는 스마트폰의 올바른 사용법　　170
- | 하루 15분 호르몬 처방전 |　　　　　　　　　　175

4 호르몬 균형으로 체중은 물론 건강까지 잡는다

- 살이 찌면서부터 시작되는 대사 증후군　　　　　　209
- 호르몬으로 켜고 끄는 비만 스위치　　　　　　　　214
- 식욕을 관리하려면 도파민부터 관리하라　　　　　218
- 수명을 갉아먹는 당뇨병, 4대 지표부터 챙기자　　222
- 운동을 해도 살이 찐다면 인슐린 저항성을 점검하라　227
- 근육호르몬의 핵심은 운동이다　　　　　　　　　　232
- 장내 미생물을 위한 호르몬 처방전　　　　　　　　236
- 호르몬으로 비만을 치료한다　　　　　　　　　　　241
- | 하루 15분 호르몬 처방전 |　　　　　　　　　　246

5　느리고 현명하게 나이 드는 호르몬 관리법

··· 폭풍노화가 시작되는 갱년기　281

··· 갱년기 여성은 머리부터 발끝까지 아프다　285

··· 남성 갱년기를 우습게 보지 마라　290

··· 유산소는 기본, 갈수록 근력 운동이다　294

··· 갱년기를 중병으로 만드는 스트레스　299

··· 또 하나의 선택지, 호르몬 요법　303

··· 남성도 호르몬 요법이 가능하다　307

··· 갱년기를 슬기롭게, 인생 2막은 활기차게　312

··· **| 하루 15분 호르몬 처방전 |**　316

1

저속노화와 가속노화는 호르몬이 결정한다

노화가 계단식으로
진행되는 이유

우리는 천천히 나이 들지 않는다

흔히 노화란 시간의 흐름에 따라 서서히, 점진적으로 진행된다고 생각한다. 시계 초침이 조금씩 움직이듯 노화도 예측 가능한 속도로 일정하게 진행된다고 말이다. 그러나 우리의 고정관념대로만 노화가 진행된다면 다음과 같은 당황스런 경험들은 일어나지 않을 것이다. 마흔 즈음 거울 속 내가 부쩍 나이 들어 보인다거나, 급격히 체력이 떨어진 것을 절감한다거나, 배우자로부터 "갑자기 다른 사람이 된 것 같다"라며 괴팍해진 성격을 지적받는 체험 말이다.

현실에서 노화를 직접 경험하면 노화가 과연 고정관념대로 진행되는 것이 맞는지 강력한 의심을 품게 된다. 최근의 연구들은 노화에 대한 우리의 의심이 매우 합리적이었다는 것을 확인시켜 준다. 2024년 미국 스탠퍼드 의과대학 연구팀은 〈네이처 에이징 Nature Aging〉에 계단식 노화에 대한 연구 결과를 발표했다. 100여 명의 참가자들을 관찰한 결과, 노화가 시간의 흐름에 따라 천천히 진행되는 것이 아니라 특정 시기에 급격한 변화를 겪으며 계단식으로 진행된다는 것을 확인한 것이다.

누구나 일생 동안 세 번의 가속노화를 경험한다

스탠퍼드 연구팀이 발견한 계단식 노화는 총 세 번에 걸쳐 진행됐다. 10~15년을 간격으로 40대 중반(첫 번째 계단)과 60대 초반(두 번째 계단), 70대 후반(세 번째 계단)에 두드러졌다. 매 시기마다 급격한 노화의 증상이 나타났는데 노화의 양상은 제각각이었다.

40대 중반에는 심혈관 질환이 발생하기 시작하고 알코올과 지방 대사가 떨어졌다. 60대 초반에는 질병으로부터 인체를 지켜 주는 면역이 급격히 떨어지고 탄수화물 대사 능력이 낮아졌다. 70대 후반에는 근육량 감소가 두드러졌으며 골다공증이 많아졌다. 인지 기능의 저하도 뚜렷하게 나타났다. 세 번의 가속노화기에서 피부와 근육의 급격한 변화가 나타나면서 본인과 주변인들이 노화를 직접적으로 인식하게 됐다.

우리는 왜 공통된 시기에 늙을까?

가속노화기는 왜 남녀를 불문하고 공통된 시기에 나타났을까? 인체의 설계자라 불리는 호르몬의 변화에서 근본적 원인을 확인할 수 있다. 실제 인체를 관장하는 호르몬은 일생에 걸쳐 매우 역동적으로 변화한다. 그러나 전반적인 흐름을 보면 출생 이후 서서히 증가해 10대 때 분비량이 급격히 늘고 20대에서 30대에 걸쳐 안정적으로 유지되다가, 40대를 기점으로 감소가 본격화된다. 60대 이후부터 더욱 감소하여 신체 기능이 떨어지고 질병의 위험을 높인다. 스탠퍼드 의과대학 연구팀이 확인한 가속노화기는 몇몇 호르몬의 분비량 감소기와 일치한다.

노화 속도에 관여하는 호르몬 3총사

40대 중반이 되면 남성과 여성 모두 성호르몬이 급격히 줄어든다. 여성은 폐경이 되면 에스트로겐Estrogen이 4분의 1에서 40분의 1 수준으로 떨어진다. 계단식 노화를 보이는 대표적인 호르몬이라 할 정도다. 에스트로겐의 감소가 시작되면 피부노화와 심혈관 질환 위험 증가, 우울증 유발 및 기억력 감퇴가 나타난다. 안면 홍조, 야간 발한, 불면증과 같은 갱년기 증상까지 겹치며 광범위한 노화를 불러온다. 남성은 40세 이후부터 해마다 1~2%씩 테스토스테론Testosterone의 감소가 나타난다. 나이가 들면 감소 속도가 더욱 빨라져 75세가 되면 20~30대의 3분의 2 수준으로 떨어진다. 성욕 감퇴, 근육량 및 근력 감소, 체지방 증가, 피로감, 우울감 등의 증상을 보이는 남성 갱년기로 이어진다.

60대가 되면 성장호르몬의 감소가 두드러진다. 성장호르몬은 말 그대로 인간의 성장을 관장하는 중요한 호르몬이다. 사춘기에 최고조에 달했다가, 20대 이후에는 10년마다 약 14.4%씩 줄어든다. 60대가 되면 20대의 절반 이하로 떨어진다. 65세부터는 절반 이상이 성장호르몬을 거의 가지고 있지 않거나 극소량만을 갖고 있다는 보고도 있다. 성장이 멈추면 성장호르몬도 줄어드는 것이 당연하다고 생각할 수 있지만, 성장호르몬은 지방과 탄수화물 대사와 뼈와 피부 건강, 면역 기능 등 다양한 곳에 관여하는 호르몬이다. 성인에게도 꼭 필요하다. 반대로 성장호르몬이 줄면 근육량은 줄고, 지방 분해가 어려워지며, 피부 탄력과 골밀도가 떨어진다. 전반적인 신체 활력 지수도 낮아진다. 성장호르몬이 극단적으로 감소하면 금세 노인이 돼 버린다.

70대 후반이 되면 멜라토닌Melatonin의 감소로 여러 증상이 나타난다. 멜라토닌은 흔히 '잠을 부르는 호르몬'으로 알려져 있지만 의학계에서는 '호르몬의 어머니'라고 부를 정도로 중요한 호르몬이다. 멜라토닌이 잠을 유도할 뿐만 아니라 인체의 항상성을 유지하고, 강력한 항산화 작용으로 젊음을 유지하며, 치매 등 정신건강을 지키는 데도 지대한 영향을 미치기 때문이다. 그런데 멜라토닌의 분비량은 40대 후반부터 조금씩 줄어 65세 이상이 되면 젊은 성인의 3분의 1 수준으로 떨어진다. 이후로도 분비량 감소는 계속돼 노년기가 되면 40~50대의 절반까지 낮아진다. 나이가 들면서 잠의 양과 질이 모두 나빠지는 것은 이 때문이다.

저속노화를 위해
호르몬의 변화에 귀를 기울여라

이처럼 호르몬 변화는 계단식 노화를 일으키는 주요한 원인으로 꼽힌다. 40대와 60대, 70대에 나타나는 가속노화기는 신체와 정신의 컨디션을 나빠지게 하고 건강까지 악화시킨다. 가속노화기를 저속노화기로 바꾼다면 삶의 질까지 좋아진다는 사실은 두말하면 잔소리다.

노화의 속도를 늦추고 건강을 유지하고 싶다면 가속노화를 일으키는 호르몬에 귀를 기울이고 호르몬 밸런스를 되찾으려 노력해야 한다. 나이가 들면서 나타나는 호르몬 변화는 자연스러운 과정이라 생각할 수 있지만 절반만 맞는 표현이다. 평균수명이 연장되고 건강을 유지하는 고령 인구가 늘어나는 것, 질병 치료의 가능성이 높아진 것 모두 '적극적인 노력'에 의한 것이다. 노화 역시 적극적으로 대처하면 충분히 늦출 수 있다. 천천히 나이 드는 것은 물론이고 젊음을 되돌리는 것도 가능하다.

저속노화 VS 가속노화

왜 그 사람만 젊어 보일까?

동창회에 나가 보면 유독 젊어 보이는 친구가 꼭 있다. 주름 없는 얼굴, 검고 풍성한 머리카락, 꼿꼿한 허리처럼 눈에 보이는 외모만을 이야기하는 것이 아니다. 동창들은 "건강검진에서 수치가 안 좋게 나와서 약을 먹기 시작했다" "1년도 더 된 오십견 때문에 요즘도 잠을 설친다" "얼마 전 허리를 삐끗한 이후로 아파서 골프도 못 치고 있다"라며 저마다 이런저런 앓는 소리를 하는데, 유독 한 친구만 평온한 얼굴로 미소를 머금고 있다. 슬쩍 옆구리를 찔러 젊음의 비법이 무엇인지 알아내고 싶은 충동을 느낀다.

"글쎄 특별한 건 없는데. 술, 담배 안 하고 잘 먹고 잘 자는 거지, 뭐."

안타깝게도 동안 친구에게서 돌아온 대답이 너무나 싱겁다. 최신 트렌드의 건강보조식품을 먹고 있다든지, 피부과나 성형외과에 가서 안티에이징 시술을 받았다든지, 그것도 아니면 진시황이 찾아 헤맸다는 불로초라도 구해 먹었다는 화끈한 대답이 있었으면 좋으련만….

"그나저나 너는 뱃살부터 좀 빼야겠다. 어째 지난번보다 더 나온 것 같아. 만삭이라고 해도 믿겠어. 좋은 거 찾아 먹을 생각하지 말고 살부터 빼."

한숨 더 떠 애먼 뱃살만 흠을 잡히고 말았다. 도대체 왜 그 친구만 젊어 보이는 걸까?

신체 나이를 결정하는 호르몬

실제로 나이가 들수록 노화 속도의 개인차가 커진다. 40세 이후가 되면 같은 나이일지라도 외적으로 여섯 살 이상 차이가 나 보인다는 연구가 있다. 나이가 들수록 자신의 얼굴에

책임을 져야 한다'는 말도 자기 관리에 의해 외모가 달라진다는 것을 보여 주는 표현이다. 그렇다면 왜 나이가 들수록 노화 속도의 개인차가 커지는 것일까? 흔히 노안도, 동안도 타고난 것이 크다고 생각하지만 꼭 그렇지만은 않다. 인체를 조절하는 호르몬이 노화의 속도까지 결정한다는 사실이 많은 연구에 의해 밝혀졌다.

호르몬은 우리 몸의 모든 기능을 조절하는 화학적 메신저이다. 성장호르몬은 세포의 재생과 근육 유지에 필수적이며, 멜라토닌은 숙면을 돕고 항산화 작용을 한다. 갑상선호르몬은 신진대사를 조절하고, 에스트로겐과 테스토스테론 등 성호르몬은 피부 탄력, 뼈 건강, 성 기능 등에 직접적인 영향을 미친다. 이 외에도 코르티솔Cortisol과 인슐린Insulin 등 다양한 호르몬이 복합적으로 작용해 신체의 노화 시계를 조절한다.

우리 몸이 최적의 상태를 유지하며 젊음을 오래도록 간직하기 위해서는 호르몬이 원활히 분비되고 균형을 이루어야 한다. 호르몬이 줄어들어 불균형이 깨진 상태가 지속된다면 신체는 당연히 가속노화기에 접어들 수밖에 없다.

40대인데 60대처럼 사는 사람들의 공통점

40대인데도 60대처럼 보이는 환자들이 자주 진료실에 찾아온다. 이들에게는 늙어 보이는 외모 외에도 여러 가지 공통점이 있다. 대부분 만성피로에 시달리며 이로 인한 무기력감으로 일과 생활에 활력을 찾아보기 힘들다. 기억력이 예전만 못해서 중요한 약속조차 자주 잊어버리고, 부부 생활도 원만하지 못하다. 허리나 무릎, 어깨와 팔꿈치 등에 높은 빈도로 관절 통증이 나타난다.

이러한 노화의 증상들은 어디서부터 시작되는 것일까? 근본적인 원인은 역시 호르몬이다. 젊었을 때는 충분히 나왔던 성장호르몬, 성호르몬, 멜라토닌, 인슐린, 갑상선호르몬 등이 제대로 나오지 않아 심각한 불균형 상태에 놓여 있는 경우가 대부분이다.

환자들과 이야기를 나누다 보면 호르몬 불균형 역시 저절로 시작된 것은 아니라는 사실을 알아차리게 된다. 환자들 대부분 생활 습관이 좋지 않다. 불규칙한 식사, 수면 부족, 운동 부족, 관리되지 않은 스트레스를 끌어안고 살아가는 이들이 많다.

호르몬 관리가 곧 인생 관리다

호르몬은 우리 몸의 설계도와 같다. 호르몬을 잘 관리하면 가속노화를 저속노화로, 질병에 걸린 몸을 건강한 몸으로 바꿀 수 있다. 인체는 60조 개의 세포로 이루어져 있다. 그런데 세포의 일생은 고작 25~30일밖에 되지 않는다. 각각의 세포가 만들어지는 시기가 다르다고 해도 약 1년이면 몸의 모든 세포가 새것으로 교체된다. 세포 관점에서 저속노화란 교체되는 세포가 이전처럼 건강한 세포가 되는 것이고, 가속노화란 이전보다 덜 건강한 세포로 교체되는 것이다.

가속노화를 막고 저속노화로 몸의 시스템을 바꾸고자 한다면 호르몬 균형에 집중해야 한다. 호르몬 균형을 되찾는 가장 좋은 방법은 좋은 생활 습관을 유지하는 것이다. 호르몬 관리가 인생 관리라는 생각으로 좋은 생활 습관에 공을 들여야 한다.

가속노화를
부추기는 미병

병은 하루아침에 생기지 않는다

세상의 모든 질병은 크게 급성질환과 만성질환으로 나뉜다. 대표적인 급성질환으로는 감기가 있다. 1~3일의 잠복기를 거쳐 증상이 나타난다. 폐렴도 급성질환 중 하나다. 짧으면 하루, 길게는 3주의 잠복기를 거쳐 기침과 발열, 호흡곤란 등의 증상이 나타난다. 급성질환은 갑자기 발생하고 지속 기간이 짧다는 공통적인 특징이 있다. 치료 기간 역시 길어도 3개월을 넘기지 않는다.

'생활 습관 병'으로 알려진 고혈압, 당뇨, 고지혈증은 만성

질환으로 분류된다. 발생 시기를 특정하기 어렵고 일단 발병이 되면 수개월에서 수년, 길게는 평생에 걸쳐 지속되기도 한다. 급성질환이지만 만성질환의 성격을 띠는 질병들도 있다. 심근경색과 뇌졸중이 대표적이다. 신속한 대처가 생명을 좌우하기 때문에 급성질환으로 분류되지만, 하루아침에 생기는 병은 절대로 아니다. 치료를 했다고 해서 안심할 수도 없다. 발병의 원인이 생활 습관과 밀접한 관련이 있다는 점도 만성질환과 비슷하다.

비교적 가벼운 질환으로 꼽히는 감기나 위장염, 급성 바이러스성 간염 등을 제외하고 우리가 앓는 대부분의 병은 만성질환이라고 해도 과언이 아니다. 어느 한 순간에 생겼다고 진단하기 어렵고 치료도 쉽지 않다. 노화와 흡사한 부분이다.

자연 치유력을 넘어서면 미병 상태가 된다

잘 알려져 있듯 몸은 스스로 치료하는 능력을 가지고 있다. 외부의 공격뿐만 아니라 내부의 손상도 어느 정도는 알아서 치료한다. 그러나 이러한 자연 치유력에도 한계가 있다. 일정 정도를 넘어서면 몸은 식물처럼 시들기 시작한다. 딱히 어느 한 곳에 병이 있다고 진단할 만한 상태는 아니지만, 기력이 없고 의욕도 없다. 서양에서는 흔히 이 시기를 '번 아웃 Burn out'이라고 하고, 동양에서는 이 시기를 '미병未病'이라고 표현한다. 미병은 《황제내경黃帝內經》에 나오는 용어로, 질병으로 완전히 발전하지는 않았지만 그렇다고 해서 건강하지도 않은 건강과 질병의 중간 단계를 의미한다. 스스로가 건강하다고 생각하는 상당수의 현대인들이 미병 상태에 놓여 있다.

일반적으로 8시간 이상 아무것도 먹지 않고 혈당을 체크했을 때 100mg/dl 이하면 정상, 126mg/dl 이상이면 당뇨병으로 진단한다. 그런데 상당수의 환자들이 101mg/dl부터 125mg/dl 구간에 있다. 총콜레스테롤도 마찬가지다. 200mg/dl 미만이면 정상, 240mg/dl 이상이면 고지혈증(이상지질혈증)으로 진단하는데 많은 사람들이 200mg/dl부터 239mg/dl 사이에 놓여 있다. 명확하게 병으로 진단할 수는 없지만 완전히 건강하다고 할 수 없는 애매한 수치들이다.

이 때문에 의사들은 '당뇨병 전 단계' 혹은 '경계성'에 있는 환자들에게 '고위험군'이라는 꼬리표를 달아 둔다. 그리고 상황을 계속 지켜보자면서 추적 관찰을 지시한다. 현재 우리나라에서 당뇨병 전 단계로 진단받은 환자는 무려 1,500만 명에 달한다. 콜레스테롤 수치가 경계에 걸쳐 있는 사람도 수천만 명에 이른다.

호르몬 불균형이 미병을 불러온다

그렇다면 이토록 많은 사람들이 미병 상태에 놓여 있는 이유는 무엇일까? 호르몬 불균형은 미병을 불러오는 대표적 원인이다. 후천적 당뇨병이라고 하는 제2당뇨병은 혈당을 조절하는 인슐린과 인슐린에 대한 민감도가 줄어들어 발생한다. 인슐린과 함께 코르티솔, 갑상선호르몬 등의 분비에 이상이 생기면 고지혈증까지 동반될 수 있다. 호르몬 분비에 어려움이 생기는 중장년기에 당뇨병과 고지혈증 환자가 늘어나는 것도 이 때문이다. 가속노화가 진행되는 중에 호르몬 균형이 깨지면 미병을 거쳐 질환으로 나아갈 수밖에 없다.

미병이 질병으로 진행되는 것을 막기 위해서는 몸이 보내는 이상 신호부터 알아차려야 한다. 쉽게 피로를 느끼고 잠을 자도 개운하지 않거나 감정 변화가 나타날 때, 머리카락이 가늘어지고 피부가 푸석해져 더 나이 들어 보일 때는 몸이 보내는 위험 신호가 아닌지 점검해 봐야 한다.

지금 당장 일상을 점검해 보자

가장 안타까운 것은 "나이가 들었으니 어쩔 수 없지요"라며 미병이 질병으로 진행되는 상황을 순순히 받아들이는 태도이다. 바로잡을 수 있는 기회와 시간이 있음에도 스스로 개선할 노력조차 않는다면 일종의 자포자기가 아닐 수 없다.

미병이 가속노화를 진행시키며 질환을 일으키기 전에 우리가 해야 할 것들이 있다. 사소한 실수나 잘못에서 큰 사건 사고가 시작되듯 몸의 중대한 질병도 작은 습관에서부터 시작된다. 술과 담배로 크고 작은 스트레스를 해소하고, 스마트폰에 빠져 새벽에 겨우 잠이 들고, 다이어트를 이유로 절식과 폭식을 반복하며, 귀차니즘 때문에 규칙적인 운동을 하지 않는 생활 습관을 당장 고쳐야 한다. 잘못된 습관은 호르몬 불균형을 가져오고 미병을 일으키며, 가속노화를 부추겨 결국 질병을 몰고 온다.

주름보다 혈관노화를 막는 안티에이징이 핵심이다

진짜 안티에이징이 필요한 곳

요즘은 물광 피부가 젊음의 상징이 됐다. 탱탱한 피부와 잔주름 없는 얼굴을 가져야만 동안이라는 소리를 들을 수 있다. 고가의 안티에이징 시술이 최고의 효도 아이템이 된 지 오래다. 주변에서도 고령의 부모님을 위해 피부과에서 진행하는 시술을 예약해 주는 자녀들을 심심찮게 볼 수 있다.

그러나 건강을 포함한 젊음의 기준에서 볼 때 안티에이징이 필요한 곳은 피부가 아니다. 몸속 깊숙이 자리한 혈관이야말로 안티에이징이 가장 시급한 곳이다. 우리 몸속 혈관은 약 100,000~120,000km로 지구를 두 바퀴 반에서 세 바퀴를 감을 수 있는 엄청난 길이다. 혈관의 90%를 차지하는 모세혈관은 매우 가늘고 미세하며 그 수가 워낙 많다. 동맥과 정맥, 그리고 모세혈관은 그야말로 생명의 통로다. 우리 몸 구석구석에 산소와 영양분을 공급하고 노폐물을 운반한다. 따라서 혈관이 노화되어 산소와 영양분을 제때 공급하지 못하면 혈관과 연결된 모든 장기의 노화가 빨라지고, 결국 생명에도 위협을 받는다. 노화의 속도를 늦추는 것은 물론이고, 건강을 유지하고 싶다면 반드시 혈관 안티에이징을 시작해야 한다.

노화의 지표이자
침묵의 장기, 혈관

혈관은 '침묵의 장기'로 불린다. 혈관의 70%가 막힐 때까지 아무런 증상을 느끼지 못하기 때문이다. 하지만 혈관이 70% 막힌 상태에서 단 10초 만에 혈관이 완전히 막힐 수 있다. 아무런 증상이 없다가 갑자기 심근경색이나 뇌졸중이 찾아오는 것도 이 때문이다. 한편 혈관의 노화 정도가 온몸의 노화에 직접적으로 영향을 미치기 때문에 노화의 리트머스 시험

지로 불리기도 한다. 혈관의 노화 정도는 검사를 통해 쉽게 파악할 수 있다.

신경외과와 내분비과에서 이용하는 경동맥초음파는 혈관의 노화도를 알아볼 수 있는 검사이다. 경동맥이란 심장에서 뇌로 혈액을 공급해 주는 혈액의 통로로, 뇌로 흘러가는 혈류의 70~80%를 담당한다. 목의 양옆에 위치하며, 초음파 검사로 현재 상태와 혈액의 흐름을 알 수 있다.

흔히 나타나는 이상 징후는 혈관 폐색이나 협착이다. 폐색이나 협착이 진행되면 혈관이 딱딱해지고 좁아져 뇌로 가는 혈액이 줄어든다. 미리 상태를 알면 뇌졸중, 심근경색을 사전에 예방할 수 있다. 경동맥초음파를 통해 뇌혈관의 기형이나 혈전 유무도 알아볼 수 있다. 만성질환에 대한 가족력이 있거나 현재 질환을 앓고 있는 환자들에게는 정기적인 경동맥초음파 검사를 권한다.

혈관노화를 부추기는 호르몬 변화

혈관노화의 주범은 혈관벽에 들러붙는 콜레스테롤 덩어리

이다. 지방의 일종인 콜레스테롤은 혈관에 쌓여 혈관을 굳게 하고 좁아지게 만든다. 혈액이 잘 흐르지 못하면 심장, 뇌, 신장 등 주요 장기도 혈액을 원활히 공급받지 못하면서 협심증, 심근경색, 뇌졸중과 같은 치명적인 질환들로 이어진다.

콜레스테롤의 상승을 부추기는 호르몬 변화는 복합적으로 작용한다. 먼저, 과도하게 분비된 인슐린은 혈관 내피 세포를 손상시키고 염증 반응을 촉진한다. 여기에 콜레스테롤이 잘 달라붙는다. 콜레스테롤은 나쁜 콜레스테롤로 불리는 'LDL 콜레스테롤'과 좋은 콜레스테롤로 불리는 'HDL 콜레스테롤'로 나뉘는데 LDL 콜레스테롤이 동맥경화 위험을 높인다.

여성의 경우 폐경을 전후하여 혈관벽이 두꺼워지고 탄력을 잃는 경우가 많다. 에스트로겐은 혈관을 보호하는 대표적인 호르몬이기 때문에 폐경을 전후해 급격히 줄면서 혈관에도 악영향을 미친다. 남성의 경우는 테스토스테론의 감소가 지방 대사에 이상을 일으켜 혈관에 악영향을 미친다. 지방이 제대로 대사되지 않으면 콜레스테롤 수치가 높아지고, 혈관에 떠돌던 콜레스테롤이 혈관벽에 쌓인다.

만성적인 스트레스는 코르티솔을 과도하게 분비시키는데, 높은 코르티솔도 혈관의 노화를 촉진한다. 코르티솔은 스테로이드계 호르몬으로, 주원료가 콜레스테롤이다. 코르티솔이 많이 필요할수록 우리 몸은 더 많은 콜레스테롤을 생산하는데, 만성적인 스트레스가 되면 콜레스테롤 합성이 더욱 활성화된다. 이 밖에도 갑상선호르몬과 성장호르몬이 부족해지면 신진대사가 느려지고, 콜레스테롤 분해가 더뎌지면서 혈액에 콜레스테롤이 쌓이는 데 영향을 미친다. 결국 호르몬의 불균형으로 인해 혈관이 점차 노화되는 악순환이 이어진다.

혈관 안티에이징이 삶의 질을 결정한다

호르몬 변화로 인해 혈관 내 콜레스테롤이 올라가면 온몸에서 부작용이 나타난다. 특별한 자각증상이 없는 시기가 지나면 콜레스테롤 합병증이 나타나는데 심장에 혈류가 부족해 통증이 나타나는 협심증, 심장의 혈관이 막히는 심근경색증, 뇌로 가는 혈관이 막히거나 터지는 뇌졸중, 다리 등 말초 혈관에 문제가 생긴 말초 동맥 질환 등이 찾아오게 된다.

건강이 삶의 질에 미치는 영향은 나이가 들수록 커진다. 단순 통증만으로 식욕, 성욕, 수면욕이 현저하게 떨어지고 대부분의 질병은 활동에 제약을 가져온다. 움직임이 줄어들면 근육도 줄고 운동신경도 둔해진다. 낙상 사고의 위험이 높아지고 사망률도 높아진다. 실제 노년기에 한번 병상에 눕기 시작해 전업 환자 신세를 벗어나지 못하는 이들이 많다. 70세 이상의 고관절 골절 환자 중 20~30%가 사망으로 이어진다.

혈관 건강은 몸 건강의 바로미터다. 젊었을 때부터 안티에이징을 시작해야 한다. 혈압, 혈당, 콜레스테롤 등 혈관 건강 지표를 정기적으로 확인하는 것으로 시작할 수 있다. 피로와 활력 저하, 인지 기능 저하, 신체 능력 감소, 성 기능 감퇴, 피부노화와 같은 증상들이 한꺼번에 나타나면 만성질환 때문은 아닌지 반드시 확인해야 한다. 혈관노화를 가져오는 호르몬 변화를 막기 위해서는 나쁜 생활 습관을 고치는 것에서부터 출발해야 한다.

가속노화의 주범인
3대 질병

저속노화를 위한 호테크를 아세요?

젊었을 때는 가장 큰 관심사가 돈이다. 돈을 불리기 위해 재테크를 한다. 그러나 나이가 들면 건강이 가장 중요하다는 것을 깨닫게 된다. 수많은 환자들을 만나면서 인간의 최대 가치는 건강이라는 생각이 든다. 돈을 주고도 살 수 없다.

호테크는 호르몬 관리를 통해 건강을 지키는 기술이다. 가속노화를 몰고 오는 질병들을 예방하고, 저속노화가 진행되도록 호르몬 밸런스를 유지시키는 방법이다. 일단은 가속노화의 주범 3가지 질병을 제대로 예방하고 치료해야 한다.

현대사회에서 당뇨, 갑상선 질환, 고지혈증은 매우 흔하게 볼 수 있는 질병이다. 당뇨 환자는 600만 명, 갑상선 질환 환자는 300만 명, 고지혈증 환자도 300만 명을 넘어선다. 그래서 '약으로 조절하면 되는 병'으로 가볍게 생각하는 환자들이 많다. 그러나 당뇨, 갑상선 질환, 고지혈증은 앞서 이야기한 혈관노화를 일으키는 주요 질환이다. 질환 자체의 심각성도 심각성이지만, 혈관을 통해 온몸에 해로운 영향을 미친다는 것이 더욱 중요하다. 가속노화의 주범을 제대로 인지하고 관리해야 하는 이유이다.

당뇨가 국민을 늙게 한다

우리나라에서 당뇨병은 '국민병'이라는 수식어가 붙는 질환이다. 60대 이상 7명 중 1명이 당뇨병을 앓고 있다. 70대 이상에서는 5명 중 1명으로 환자 비율이 늘어난다. 당뇨糖尿는 말 그대로 소변에 당이 섞여 나오는 증상이 있는데, 혈액 속 포도당 수치가 높아지면서 온몸에 악영향을 미친다. 건강한 몸은 음식으로 섭취한 탄수화물을 포도당으로 분해해 에너지로 사용한다. 남은 포도당은 인슐린의 도움을 받아 간과 근육에 보관한다. 그런데 인슐린이 제대로 분비되지 못하거나, 인슐린에 대한 민감도가 떨어지면 여분의 포도당이 간과 근육으로 이동하지 못하고 혈액 속을 떠돌게 된다. 이처럼 혈중 포도당이 과도하게 쌓여 있는 상태가 바로 당뇨병이다.

당뇨병에 걸리면 포도당을 에너지원으로 제대로 사용하지 못해 피로를 느끼고 활력이 저하된다. 그뿐만 아니라 혈액 속 포도당은 염증을 일으키고 세포와 조직의 기능을 떨어트린다. 심혈관 질환, 신부전 등 합병증을 일으킴과 동시에 전신 노화를 부추긴다. 결국 노화가 가속화하고 질병이 악화되는 악순환에 빠지게 된다.

몸을 혹사시키거나 둔화시키는 갑상선 질환들

갑상선은 목의 앞부분에 나비 모양으로 자리 잡고 있다. 기관 자체가 크지 않고 갑상선이 내놓는 호르몬의 양도 많지 않지만 중요도는 매우 높다. 갑상선호르몬은 우리가 먹고 마신 것을 에너지로 바꾸고, 새로운 세포를 만들어 몸을 구성하고, 불필요한 물질을 배출하는 모든 과정에 관여한다.

갑상선호르몬에 이상이 생기면 몸의 노화 속도가 비정상적으로 빨라질 수 있다. 갑상선호르몬의 분비가 많아지면 우리 몸은 과열된 엔진처럼 빠르게 에너지를 소모한다. 심장이 빨리 뛰고, 체중은 줄며, 신경은 예민해지고, 골밀도가 떨어진다. 마치 혹사당한 기계가 수명을 다 채우지 못하고 망가지는 것처럼 신체의 기관도 가속노화를 겪다 결국 멈추게 된다.

반대로 갑상선호르몬이 부족하면 몸의 에너지 대사가 전반적으로 둔화된다. 그로 인해 만성피로, 무기력감, 체중 증가, 피부 건조, 탈모 등의 증상이 나타난다. 느려진 몸의 대사는 몸의 균형을 깨뜨려 노화를 촉진하고 전반적인 면역력도 떨어트린다.

전신노화의 가속페달, 고지혈증

고지혈증은 혈액에 콜레스테롤이나 중성 지방이 과도하게 쌓이는 상태를 말한다. 고지혈증은 '침묵의 살인자'라고 불리는데, 혈관에 지방이 쌓여 다양한 부작용을 일으키기 때문이다. 앞서 소개한 대로 혈관 내 콜레스테롤이 많아지면 동맥경화가 나타나고 뇌졸중이나 심근경색 같은 치명적인 질환을 일으킬 수 있다. 또한 고지혈증은 뇌 기능 저하, 신장 기능 약화, 시력 감퇴 등 다양한 신체 부위에 노화와 질병을 일으킨다.

환자들이 고지혈증 진단을 받으면 '기름을 덜 먹어서' 스스로 치료를 해 보려고 한다. 하지만 식단 조절에도 한계가 있다. 콜레스테롤만 해도 먹어서 생성되는 것은 20% 미만이다. 80%는 간에서 만들어진다. 적극적으로 콜레스테롤을 조절하고 싶다면 콜레스테롤 공장이 쉴 수 있는 환경을 만들어 주어야 한다. 호르몬 관리는 고지혈증 치료에 다각도로 도움을 준다. 여성의 경우 여성호르몬이 줄어드는 갱년기에 식이, 운동, 잘못된 수면 습관 등을 바로잡아 에스트로겐 분비를 촉진하면 높아진 콜레스테롤을 낮출 수 있다. 또한 갑상선 질환과 당뇨병을 앓고 있는 환자의 경우도 적극적인 관리로 호르몬 밸런스를 되찾는다면 콜레스테롤 수치를 효과적으로 조절할 수 있다.

앞으로 소개할 호테크를 통해 질병을 예방하고 치료하면서 노화의 속도를 늦출 수 있다. 물론 가속노화의 3대 주범을 예방하고 치료하는 데도 큰 도움이 된다. 호테크의 가장 큰 장점은 손해가 없다는 것이다. 일반 재테크와 달리 시간이 지나면서 복리로 건강 수익을 올릴 수 있다. 재테크와 유사한 점은 빨리 시작할수록 높은 수익률과 좋은 효과를 기대할 수 있다는 점이다.

저속노화를 부르는 호르몬 관리법

호르몬을 관리하는 '잘 먹는 법'

"무엇을 먹느냐가 곧 나를 정의한다"라는 말이 있다. 음식이 몸을 구성하고 유지하는 원료이기 때문이다. 호르몬을 만드는 원료 역시 우리가 먹는 것에 의해 결정된다. 다만 요즘은 과잉 풍요의 시대다. 너무 많이 먹어서, 혹은 골고루 먹지 않아서 탈이 난다. 필요한 영양소는 제때 공급하되, 필요 이상의 영양분이 몸에 쌓여 독이 되는 것은 막아야 한다.

대표적으로 흰쌀과 떡, 빵 등 탄수화물을 과하게 먹으면 인슐린 과잉이 나타나고 당뇨의 직접적인 원인이 된다. 인슐린 조절을 위해서는 최대한 천천히 타는(소화되고 흡수되는 속도가 느린) 복합 탄수화물(저혈당 지수 식품)을 골라서 먹어야 한다. 3가지 하얀 음식(설탕, 밀가루, 흰쌀밥)은 혈당을 빠르게 끌어올린다. 높아진 혈당을 낮추기 위해 인슐린의 분비가 과도해지면 세포 내 인슐린에 대한 민감도가 떨어져 당뇨로 이어질 수 있다. 통곡물, 채소, 과일처럼 복합 탄수화물을 먹어 혈당을 천천히 올리고 몸에 부담도 줄여야 한다.

반면 단백질과 지방은 혈당을 높이지 않는 좋은 에너지원으로 꼽힌다. 인슐린 분비에 영향을 미치지 않고, 몸의 조직과 다양한 호르몬의 원료가 된다. 생선, 닭가슴살, 두부, 콩, 아보카도, 견과류, 올리브유처럼 포만감을 주고 몸에도 좋은 단백질과 지방을 골고루 먹을 것을 권장한다. 우리나라 사람들의 영양 상태를 들여다보면 탄수화물은 과하게 먹고 단백질과 지방 섭취는 부족한 것이 일반적이다. 나이가 들수록 더하다. 지금부터라도 탄수화물은 줄이고 단백질과 지방을 늘리는 식단을 구성해 보자.

얼마나 더 젊어지냐는 근력 운동에 달렸다

한때 젊은 사람들 사이에서 근육을 키워 바디 프로필을 찍는 것이 유행한 적이 있었다. 사실 근력 운동은 젊은 사람들보다 나이 든 사람에게 더 필요하다. 각종 호르몬 밸런스를 회복시키는 가장 쉬운 방법이기 때문이다. 40대가 되면 흔히 '마흔 앓이'를 경험하는데, 몸도 마음도 예전 같지 않다는 것을 체감한다. 성호르몬이 부족해져 여성성과 남성성 모두 옅어진다.

60대가 되면 외형적인 노화가 두드러진다. 성장호르몬의 급격한 감소로 피부의 탄력이 약해지고 근육은 준다. 그로 인해 몸매도 바뀐다. 성장호르몬 감소와 비례하여 노화의 특징들이 나타난다. 근력 운동은 나이가 들며 줄어드는 호르몬들의 분비를 촉진하는 역할을 한다. 여성의 경우 적절한 근력 운동은 에스트로겐 수치를 유지하는 데 매우 효과적이다. 몸에 지방이 많으면 에스트로겐 불균형을 초래하기 쉬운데 근력 운동은 지방을 줄여 호르몬 밸런스를 유지시킨다. 남성의 경우도 근력 운동은 테스토스테론 수치를 높이는 데 기여한다. 골밀도와 성 기능 유지에도 중요한 역할을 한다.

장년기와 노년기의 근력 운동은 갱년기 증상을 완화시키고 전반적인 활력 증진에 도움을 준다. 걷기나 수영처럼 몸속에 산소를 공급하여 지방을 태우는 유산소 운동과 달리, 근력 운동은 근육에 가해지는 스트레스가 상당하다. 우리 몸은 스트레스를 받은 근육을 회복시키기 위해 성장호르몬을 더 많이 분비한다. 손상된 세포를 회복시키고 새로운 근육 조직을 만드는 성장호르몬은 체형이나 체력뿐만 아니라, 노화와 대사 전반에 영향을 미친다.

혈압·당뇨·면역 3중 관리를 위해 멜라토닌에 집중하라

현대의학이 발달하면서 노화로 인해 나타나는 각종 변화들이 정말 자연스러운 현상인지 의문이 생겨나고 있다. 우리나라 60대 이상 중 고혈압 환자는 절반에 가깝고, 당뇨 환자도 3분의 1이나 된다. 면역력이 떨어져 걸리는 대상포진 환자는 60대가 전체의 4분의 1을 차지한다. 그렇다면 나이가 들면 누구나 고혈압이 되고 당뇨를 앓으며, 면역력이 떨어지는 것일까?

최소한 내분비학의 관점에서 보자면 호르몬 관리만 잘해도 노화의 과정에서 나타나는 증상을 최소화할 수 있고, 질병도 예방할 수 있다. 앞서 멜라토닌의 중요성에 대해 이야기했지만, 항노화를 생각한다면 몇 번이나 강조해도 지나치지 않은 호르몬이 바로 멜라토닌이다. 혈압, 당뇨, 면역에도 깊이 관여한다.

건강한 사람들은 밤 시간에 혈압이 낮아지는 '야간 강하' 현상이 나타난다. 밤에 늘어난 멜라토닌은 몸을 이완시키고 수면을 유도해 자연스럽게 혈압을 낮춘다. 또한 멜라토닌은 교감신경의 활성화를 억제하여 심박수를 안정화시키고 혈압을 유지한다.

당뇨에도 멜라토닌 분비의 활성화가 큰 도움을 준다. 스트레스는 인슐린을 분비하는 췌장을 손상시킨다. 우리 몸이 느끼는 가장 큰 스트레스는 불면이다. 역으로 잠만 잘 자도 스트레스가 해소되며, 몸이 빠르게 회복된다. 더불어 멜라토닌은 세포의 인슐린 감수성을 높여 당뇨가 발생하는 것을 초기에 막아 준다.

면역력 강화를 위해서도 적절한 멜라토닌 분비는 필수적이다. 멜라토닌은 우리 몸을 해치는 활성산소를 제거하고 면역세포의 생성과 활성화를 돕는다. 멜라토닌 분비가 안정되면 면역세포와 더불어 면역 활성화 물질도 늘어나 면역력이 개선된다. 멜라토닌의 분비를 촉진하는 구체적인 방법들은 다음 장에서 알아보도록 하자.

비타민은 먹어서,
호르몬은 습관으로 해결한다

호르몬을 관리할 수 있음은 축복이다

비타민 C는 수많은 죽음 뒤에 발견되었다. 15세기 대항해 시대에 몇 달에 걸쳐 바다를 건너야 했던 선원들은 오랜 항해 생활이 이어지자 잇몸에 피가 나고 피부에 반점이 생기면서 기력이 쇠해졌다. 죽음에 이르는 이들도 상당했다. 선원들을 공포에 떨게 했던 이 병은 오랜 시간이 흐른 뒤에 '괴혈병'이라는 이름이 붙었다.

괴혈병의 실체가 밝혀진 것은 18세기 영국 해군의 군의관에 의해서였다. 오렌지와 레몬 등을 먹은 선원들에게서 괴혈병 증상이 나타나지 않는 것을 이상하게 여긴 그는 단순한 실험을 통해 신선한 채소와 과일을 먹으면 괴혈병에 걸리지 않는다는 사실을 밝혀냈다. 이후 괴혈병 예방을 위해 무조건 라임 주스를 마시게 했고, 그때부터 영국 해군을 라임 주스를 마시는 사람들이라는 뜻의 '라이미Limey'라고 불렀다.

이후 많은 연구를 통해 인류는 다양한 비타민의 실체를 알아냈다. 다른 동물들과 달리 인간은 특정 효소 유전자가 없어 비타민 C를 비롯한 대부분의 비타민을 합성하지 못한다. 오로지 먹는 것으로 보충해야 하는데, 그 종류도 많아 골고루 먹는 것이 최선이 되었다.

비타민의 효용이 과도하게 부풀려져 비타민제가 굉장히 고가에 팔리는 현실이 안타깝다. 비타민은 먹어서 보충해야 함이 맞지만 대부분의 비타민은 하루 세끼 먹는 음식에 충분히 포함되어 있다. 게다가 호르몬은 비타민보다 인체에 더 많은 영향을 미치는 물질이다. 부족하면 질병을 넘어 사망에도 이를 수 있다. 그렇기 때문에 조물주는 인간에게 호르몬을 자급자족해 쓸 수 있는 시스템을 만들어 주었다. 가장 큰 축복은 성별과 연령에 따라 분비되는 양이 정해져 있지만, 부족한 경우 노력을 통해 보충할 수도 있다는 것이다. 조물주가 우리 손에 노화를 늦추고 질병을 예방할 수 있는 열쇠를

쥐어 준 것이 아닐까 생각한다.

비타민을 채우듯 좋은 습관을 채워라

한 조사에 따르면 우리나라 국민의 약 45%가 종합비타민과 프로바이오틱스 등 식이보충제를 복용하고 있다고 밝혀졌다. 여성이 남성보다 많이 복용하고, 복용량 자체는 꾸준히 증가하고 있다. 안타깝게도 호르몬에 대한 관심은 이에 미치지 못한다. 나이가 들면서 호르몬이 조금씩 줄고, 이를 보충하면 건강과 젊음을 유지할 수 있다는 사실을 아는 사람들이 많지 않기 때문일 것이다. 특히 생활 습관만으로도 호르몬을 조절할 수 있고, 이를 통해 노화를 늦추고 건강도 지킬 수 있다는 사실을 강조하고 싶다.

앞서 소개했듯 호르몬은 성장, 대사, 감정, 수면, 면역 그리고 노화 속도에 이르기까지 거의 모든 신체 기능에 관여한다. 아무리 좋은 음식을 먹어도 호르몬 균형이 무너지면 젊음을 잃고 병에 걸리고 만다. 반대로 호르몬을 잘 관리하면 건강과 젊음을 오래 유지할 수 있다. 저속노화의 핵심 비결이기도 하다.

우리 몸에 필요한 호르몬이 제대로 분비되기 위해서는 비타민을 채우듯 좋은 습관을 채워 넣어야 한다. 균형 잡힌 식사, 규칙적인 운동, 충분하고 질 좋은 수면, 스트레스 관리를 들 수 있다. 이러한 습관은 호르몬이 자연스럽고 건강하게 분비되도록 돕는다. 전문가의 도움이 필요치 않고, 큰 비용도 들지 않으며, 부작용도 없으니 어떤 약이나 영양제보다 효과적이다.

저속노화가 시작됐다

호르몬 관리에 가장 효율적인 방법은 좋은 습관을 들이는 것이다. 꾸준히 지속적으로 하는 것이 중요하다. 좋은 습관의 중요성을 모두가 알지만 가장 어려워하는 것도 이 부분이다. 좋은 습관이 몸에 배기 위해서는 얼마의 기간이 필요할까? 운동 전문가들은 최소 3달은 지속해야 몸이 운동 습관을 기억한다고 하고, 다이어트 전문가들은 3주만 유지해도 몸무게의 변화를 확인할 수 있다고 한다. 그러나 과학적으로 입증된 수치라고 보기는 어렵다.

2000년대 초반 런던대학교 연구진이 습관 형성의 개인차를 연구한 적이 있다. 짧게는 18일, 길게는 약 8개월 만에 대부분의 습관이 만들어졌다. 새로운 습관이 몸에 배는 데 걸린 평균 기간은 66일이었다. 약 2달 동안 꾸준히 반복하면 습관이 된다는 말이다. 그런데 건강 관리의 경우 이보다 훨씬 짧은 기간에 원하는 효과를 볼 수 있다. 2023년 5월부터 방영한 EBS 프로그램 〈귀하신 몸〉에서 만성질환을 가진 사람들에게 2주간 건강 관리 프로그램을 제시하고 질환의 변화 양상을 지켜보았다. 평균적으로 5명 중 3~4명이 개선 효과를 경험했다. 개인적 평가뿐만 아니라 각종 검사에서 좋은 수치가 나타났다.

나의 경우 호르몬 개선을 위한 습관을 몸이 기억하기까지 약 3~4주의 시간을 염두에 둔다. 우리 몸은 하루 단위의 생체 시계에 맞춰 움직인다. 또한 여성의 경우에는 4주 단위로 호르몬의 변화를 경험한다. 습관이 만들어지는 기간도 이와 유사할 것으로 본다. 핵심은 일관성을 유지하는 것이다. 호르몬이 최적의 리듬을 찾아가기까지 지속적인 노력을 해야 한다. 몸이 익숙해진 것을 인식하는 때는 이미 저속노화가 시작된 후이다.

좋은 습관은 빨리
시작할수록 좋다

가끔 건강 관리도 투기처럼 하는 환자들을 만난다. 조금의 투자로 일확천금을 노린다. 짧은 시간에 몰아서 식단 관리와 운동을 하고 곧바로 몸이 좋아지기를 기대한다. 그러나 건강은 복권이 아니다. 저속노화를 바란다면 호르몬 관리를 최대한 빨리 시작하되, 꾸준히 지속적으로 해야 한다. 호르몬 관리 습관은 연금과도 같다. 시간이 지날수록 복리의 마법이 적용돼 건강 자산이 엄청나게 불어난다.

일례로 뇌졸중이나 심혈관 질환은 20~30대부터 체중 관리를 시작하면 발병 위험을 현저히 낮출 수 있다. 젊었을 때 근력 운동을 한 사람들이 나이가 들었을 때 낙상 위험도 현격히 줄어든다.

좋은 습관은 금전적으로도 큰 이익이다. 나이가 들 때까지 건강을 유지하면 노년기에도 활동력을 유지할 수 있어 경제활동을 이어 갈 수 있다. 또한 질병을 예방하면 의료비 지출도 줄어든다. 근육 1kg의 가치가 수천 만원이라는 말이 우스갯소리가 아니다. 저속노화를 위한 좋은 습관은 내 몸 건강을 챙기는 건강 자산 관리에 큰 도움이 될 것이다.

하루 15분으로
10년 젊어지는 호르몬 관리

몸은 투자한 만큼 보답한다

내분비과 진료실에 오는 환자들은 대부분 만성질환을 앓고 있다. 요즘은 발병 시기가 점차 빨라진다. 젊은 환자들은 약을 싫어한다. "약은 한번 먹으면 평생 먹어야 하잖아요"라는 대답이 돌아오기 일쑤다. 각종 방송에서 건강 비법을 알려주고 성공 사례도 많이 나오다 보니 관리를 잘하면 건강을 되찾을 수 있다고 자신한다. 우물가로 말을 끌고 갈 수는 있어도 물은 먹일 수 없기에 일단 환자의 의견대로 따라 준다.

4주 후 다시 진료실을 찾는 환자들의 표정은 밝지 않다.

"생각만큼 잘 안 되더라고요." 환자들의 어려움은 비슷비슷하다. 일단 식습관을 고치는 데서 상당한 좌절을 경험한다. 며칠은 악착같이 버티지만 좋아하는 빵과 떡, 술과 안주를 끊지 못한다. 운동도 마찬가지다. 야심차게 3개월짜리 헬스 이용권을 끊지만 일주일을 넘기기가 어렵다. 회사도 가야 하고 집안일도 해야 하고 사람들도 만나야 하니 운동할 시간이 없다. 난이도 면에서 가장 쉬운 '일찍 잠들기'도 마찬가지다. 스마트폰을 내려놓는 일이 세상에서 가장 어려운 과제가 됐다. 이런저런 이유로 평소 습관을 고치는 데 실패한 환자들의 검사 결과는 전과 다르지 않다.

다행히 열에 열이 모두 그렇지는 않다. 한두 명은 당당한 표정으로 진료실을 들어온다. 소수이기는 하지만 높았던 혈압이 잡히고, 당뇨가 조절되고, 콜레스테롤 수치까지 정상으로 돌아온 환자들이 있다. 어떻게 했냐고 물어보니 "열심히 했습니다"라고 답한다. 처음이 힘들지, 일단 몸에 배면 그다음부터는 해 볼만 하단다.

몸이 좋아진 환자들을 보며 두 가지 가르침을 얻었다. 첫째는 몸은 투자한 만큼 보답할 준비가 돼 있다는 것이다. 습관을 고친 환자들은 반드시 좋은 결과를 얻는다. 기다렸다는 듯 건강도 제자리를 찾는다. 둘째는 습관을 고치는 것이 처음이자 마지막이란 것이다. 어렵고 힘든 만큼 한번 만들어진 습관을 평생 유지하고자 노력한다. 습관의 힘을 경험한 사람들은 높은 확률로 예전보다 젊어지고 건강해진다.

하루 15분은 위대한 시간이다

그렇다면 습관을 고치기 위해 어느 만큼의 시간이 필요할까? 자료들을 찾아보다가 의외로 들이는 시간이 길지 않다는 것을 알게 됐다. 하루에 딱 15분이면 충분하다. 하루 24시간은 1,440분이다. 그중 15분은 96분의 1밖에 되지 않는다. 정말 적은 시간이지만 단 15분만으로 습관을 고치고 삶을 바꾸고 가속노화를 늦춘다는 것이 이미 과학적으로 입증됐다.

우리 뇌와 몸은 항상성의 원리를 따른다. DNA 단위에서 꾸준한 자극에 가장 잘 반응하고 적응하도록 설계돼 있다. 얼마의 자극을 주는가보다 어느 기간 동안 유지되느냐가 중요하다. 우리 뇌는 새로운 정보를 한 번에 많이 주입하는 것보다 짧은 시간이라도 반복적으로 노출될 때 정보를 더 잘 받아들이고 장기 기억으로 저장한다. 이를 '뇌의 가소성可塑性'이라고 한다. 뇌에 의도적으로 긍정적인 자극을 주면 시냅스 연결이 강화되고 특정 영역의 활동성이 변화되며, 신경세포의 생성을 촉진할 수 있다. 가소성 향상을 위해서도 한 번에 긴 시간을 몰아서 자극을 주기보다 짧은 시간에 여러 번 나누어 주는 것이 더욱 효과적이다.

우리의 몸도 마찬가지다. 규칙적인 자극에 반응하고 적응하려는 항상성 때문에 큰 자극을 오래 받는 것보다 꾸준히 규칙적인 자극을 유지하는 데 더 잘 반응한다. 일주일에 한 번 격렬하게 2시간을 운동하는 사람보다 매일 15분씩 걷는 사람의 전반적인 건강지표가 더 나은 것도 이 때문이다.

하루 15분을 활용한 습관의 효과는 누적되어 불어난다. 하루 15분 신체 활동은 혈액순환 촉진, 림프순환 개선, 신경계 조절, 대사 활성화 등 노화를 역행하는 효과를 만들어 낸다. 하루 15분 마음을 살피는 활동만으로도 성취감 및 동기 부여, 스트레스 감소와 기분 전환, 자기 효능감 증진 등을 경험할 수 있다.

단순하고 쉬운 것부터 시작하기

진료실을 찾은 환자들로부터 짧은 시간을 활용한 좋은 습관이 몸과 마음에 어떤 영향을 미치는지 이야기를 들을 수 있었다. "가벼운 아침 산책부터 시작했더니 잠을 자기가 훨씬 쉬워졌어요." "식사 준비에 공을 들일 수가 없어서 간단 레시피부터 활용했는데 혈당 수치가 확 떨어졌어요." "딱 10분이라도 스마트폰을 보지 말자고 마음먹고 실천했더니 전보다 깊게 잠을 자게 된 것 같아요." 모두 자신이 할 수 있는 것들 중에 쉬운 것부터 시작했고, 꾸준히 노력한 결과 습관으로 만들 수 있었다.

환자들의 피드백은 내게 큰 영감을 던져 주었다. 마침 호르몬 개선을 위한 좋은 활동들을 연구해 보려던 참이었기에 15분이라는 시간 동안 몸과 마음에 긍정적인 영향을 주는 활동들을 찾아보았다. 의외로 많은 연구 결과들이 나와 있었다. 마사지, 반신욕, 스트레칭, 독서와 일기 쓰기 등 일상생활에서 즉시 활용할 수 있는 활동들이 건강과 활력을 되찾아 준다는 내용이었다. 이러한 활동이 몸과 마음에 어떠한 영향을 미치고, 호르몬 밸런스를 되찾아 주는지 의학적으로도 검토해 보았다. NASA의 전투기 조종사와 우주인이 낮잠을 잤을 때 임무 수행 능력과 집중력이 각각 34%, 100% 향상되었다는 연구 결과처럼 효과가 입증된 활동들이 대부분이었다.

꾸준함이 만드는 기적을 경험하라

현대인은 바쁘다. 좋아하는 일을 위해서라도 하루에 몇 시간씩 시간을 내기가 불가능하다. 아무리 노화와 건강에 좋다고 해도 호르몬 밸런스를 맞추기 위해 오랜 시간 공을 들이기는 어려울 것이다. 다행히도 호르몬 밸런스를 되돌리는 일에 그토록 많은 시간과 에너지를 쏟을 필요가 없다. 그저 꾸준함만 있으면 된다.

좋은 습관이 모든 것을 가능하게 한다. 호르몬은 비타민처럼 먹어서 보충할 필요가 없다. 하루에 15분만 투자하여 몸과 마음에 좋은 활동을 하면 자연스럽게 호르몬 밸런스가 맞아져 치유된다. 남자든 여자든, 젊든 나이가 들었든 노화의 속도를 낮추고 건강이 회복되는 경험을 할 수 있다. 현재의 삶을 풍요롭고 활기차게 하고 미래의 질병도 막아 주는 가장 지혜로운 투자, 호르몬 관리를 시작해 보자.

2

젊음을 유지하고
노화를 막는
호르몬 레시피

더 이상 호르몬이 우리를 지켜 주지 않을 때 나타나는 노화

생체 시계가 고장 나면

인간은 빛이 없는 곳에서도 먹고 자는 데 일정한 리듬을 갖는다. 체온, 식욕, 성욕, 수면도 조절된다. 이는 뇌에 생체 시계라고 불리는 일주기성 시스템이 있기 때문이다. 생체 시계가 정상적으로 작동되면 우리 몸은 최적의 상태를 유지한다. 그러나 생체 시계에 방해를 받으면 수면 장애, 피로, 집중력 저하, 소화불량, 면역력 약화, 우울증 같은 이상 증상이 나타난다. 밤낮을 오가는 교대 근무, 잦은 시차 여행, 불규칙한 생활 습관은 생체 시계를 방해하는 흔한 요인이다.

호르몬도 생체 시계에 민감하게 반응한다. 생체 시계가 제 기능을 못하면 멜라토닌이 줄고, 코르티솔의 리듬이 망가져 낮 시간에 적절한 각성이 유지되는 데 방해를 받는다. 성장호르몬이 줄고 성호르몬에도 변화가 나타나 노화와 비슷한 증상이 나타난다.

호르몬 검사로 알 수 있는 것들

호르몬 변화는 수면 장애, 대사 질환의 위험 증가, 면역 기능 약화, 인지 기능 저하 등의 건강 문제로 이어져 노화에 가속도를 더한다. 노화의 여러 증상들이 나타날 때는 호르몬 검사를 통해 진행 속도를 가늠해 볼 수 있다. 혈액, 소변, 침 검사를 통해 호르몬 분비를 담당하는 내분비 시스템에 어떤 문제가 있는지 확인할 수 있다.

대사 속도와 체중 변화, 피로감이 많을 때는 갑상선호르몬 검사(TSH, TC, T4)를, 생리 불순, 배란 장애, 폐경, 불임의 증상이 나타나면 성호르몬 검사(에스트로겐, 프로게스테론, 테스토스테론, FSH, LH)를, 만성 스트레스와 피로가 해결되지 않을 때는 스트레스호르몬 검사(코르티솔, DHEA)를 해 볼 수 있다. 구체적인 질병으로 보자면 당뇨병과 인슐린 저항성 문제가 있을 때는 인슐린 및 혈당 관련 호르몬 검사를, 성장 장애와 말단 비대증, 노화 관련 문제를 확인할 때는 성장호르몬 검사(GH, IGF-1)를 한다.

호르몬 검사를 통해 나타나는 증상을 기초로 호르몬 불균형 여부를 판단한다. 치료 역시 단순히 수치를 평균으로 되돌리는 것은 아니다. 호르몬 불균형이 일어난 원인을 알아내 의학적 치료(호르몬 대체 요법, 약물 치료, 정기 검진)와 생활 습관 개선(식단, 운동, 수면, 스트레스 관리)을 제안한다.

늙어서 제 기능을 못하나, 기능을 못해서 늙나?

생체 시계의 기능 이상으로 나타나는 호르몬 이상과 노화는 인과관계가 명확하지 않다. 닭이 먼저냐, 달걀이 먼저냐와 흡사하다. 생체 시계가 미묘하게 틀어지기 시작하면 성장호르몬, 성호르몬, 멜라토닌, 갑상선호르몬 등 주요 호르몬의 분비량이 자연스럽게 줄어든다. 이로 인해 노화의 전형적인 증상(피부 탄력 저하, 근육량 감소, 피로감, 면역력 약화, 수면 장애)이 나타난다.

여기서 주목할 점은 생체 시계가 틀어지는 가장 흔한 원인이 노화라는 사실이다. 호르몬 감소가 노화를 촉진하고, 노화가 다시 호르몬의 기능을 떨어트리는 악순환이 벌어진다. 그렇게 유병장수의 긴 터널이 시작된다. 악순환의 고리를 끊기 위해서는 인위적인 개입이 필요하다. 호르몬 균형을 유지하는 노력이 대표적이다.

호르몬은 건강을 지켜 주는 우산과 같다. 인간의 몸은 기계와 달리 몸과 마음의 상처를 스스로 치유하며 생명을 유지한다. 호르몬이라는 보호막은 항상성을 지켜 준다. 생존과 생식, 면역, 대사, 감정에도 관여한다. 생명의 유지와 노화의 방어를 위해 호르몬이라는 보호막을 오래도록 잘 유지해야 한다. 의학적 이해와 생활 습관 개선을 통해 지금부터 무병장수의 삶을 시작할 수 있다.

멜라토닌이 감소하면
가속노화가 시작된다

잠잘 때 몸에서 일어나는 일

잠을 자는 동안 우리 몸에는 어떤 일이 벌어지는가? 한 세기 전까지도 사람들은 잠에 대해 잘 알지 못했다. 인체를 기계로 오인했던 사람들은 잠을 인체의 전원을 꺼 놓은 것으로 생각했다. 그래서 덜 자고, 몰아서 자고, 술을 마시고 자고, 코골이를 하면서 자도 대수롭지 않게 여겼다.

그러다 20세기 중반이 되자 비로소 잠이 무엇인지 궁금해하기 시작했다. 가장 먼저 밝혀진 사실은 잠이 단순히 의식 없는 휴식 상태가 아니라, 뇌 기능을 안정화하고 활성화하는 시간이라는 것이다. 동물 실험에서 잠을 자지 않는 몸은 체온조절에 문제가 생기고, 면역력이 떨어지며, 체중이 줄고, 심지어 사망까지 이른다는 것을 확인했다. 또한 수년에 걸쳐 추적 관찰한 결과, 인간 역시 잠을 잘 자지 못하면 심혈관 질환, 대사 질환, 면역 기능 저하, 정신건강 이상 등의 문제가 나타난다는 것을 밝혀냈다.

　잠을 자는 동안 우리 몸은 능동적이고 적극적인 활동을 시작한다. 세포 단위에서 복구와 재생이 이루어지고, 면역 체계가 정화되어 질병과 감염에 대한 저항력이 높아진다. 낮에 습득한 정보를 분류해 필요 없는 것은 폐기하고, 필요한 것은 기억으로 보관한다. 내분비 기관은 수면 주기에 맞춰 호르몬을 조절한다. 호르몬을 통해 우리 몸은 새로운 에너지를 얻고 자연 치유 과정을 활발히 진행한다.

잘 자지 못한 건 기분 탓인가?

10대 때는 잠이 쏟아진다. 눈꺼풀이 무거워 머리만 대도 쉽게 잠이 든다. 그렇게 넘치던 잠이 이상하게 나이가 들면서 부족해진다. 40대 중반에서 50대 초반에 공통적으로 수면 장애가 나타나기 시작한다. '수면호르몬'인 멜라토닌의 분비량이 감소하기 시작하는 때도 40대 후반부터다. 20대 후반에서 30대 초반까지 생체 시계가 원활히 작동하고 멜라토닌 분비량도 정점을 찍는다. 그러나 이후 점차 분비량이 줄어 50대 이후로는 젊은 시절의 절반 이하로 줄어든다.

멜라토닌이 줄면 잠들기가 어려워지고, 자다가 깨는 횟수가 늘어나며, 자고 일어나서도 잘 잤다는 느낌을 받기 어렵다. 양적인 시간도 줄지만 질적인 면에서 좋은 수면을 취하기가 어려워진다. 생체 시계의 기능 약화도 잠을 못 자게 하는 원인이 된다. 생체 시계는 빛에 반응하며 생체 리듬을 만들어 가는데, 나이가 들면 이 기능이 떨어져 수면과 각성 주기가 불규칙해진다. 일찍 잠들고 새벽에 깨는 경향도 나타난다. 노인이 되면 초저녁부터 꾸벅꾸벅 졸다가 새벽에 일찍 일어나는 것도 이 때문이다.

꿈이 숙면에 미치는 영향

꿈은 수면의 질을 떨어뜨리는 요인 중 하나다. 나이가 들면서 꿈의 영향이 점점 커진다. 1950년대 미국의 과학자들은 잠이 렘REM; Rapid Eye Movement수면과 비렘Non-REM수면으로 구성된다는 것을 밝혀냈다. 렘은 우리말로 하면 '빠른 안구 운동'이다. 보통 꿈을 꿀 때 깨어 있을 때처럼 눈이 빠르게 움직이는데, 렘수면은 꿈을 꾸는 단계를 의미한다. 이와 달리 비렘수면은 눈동자가 움직이지 않는다. 깊은 수면을 이룰 수 있어 심박, 호흡, 혈압, 대사가 모두 낮아지고 근육도 편하게 이완된다.

잠을 잘 때 렘수면과 비렘수면이 번갈아 일어난다. 한 사이클이 나타나는 시간은 약 90~120분 사이다. 사이클마다 렘수면과 비렘수면의 길이가 제각각으로 나타나는데, 렘수면보다 비렘수면이 길도록 해야 한다. 비렘수면이 길어지면 아침에 일어났을 때 개운하고 피로와 스트레스도 낮아지며, 낮 동안 졸린 증상이 사라진다.

이상적인 취침 시간은 몇 시간일까?

일반적인 수면 주기는 비렘수면으로 시작해 렘수면으로 접어들고, 다시 비렘수면에서 렘수면으로 바뀐다. 렘수면과 비렘수면이 4~5번 정도 이어지다가, 뒤로 갈수록 깊은 수면을 유도하는 비렘수면의 시간이 짧아진다. 잠의 양상은 멜라토닌이 분비되는 패턴과도 일치한다. 저녁 8시경부터 증가해 새벽 2~4시까지 최고점을 찍고 서서히 떨어진다.

하루에 몇 시간을 자야 적정한지에 대한 질문을 많이 받는다. 누군가는 8시간 이상 자야 한다고 하고, 누군가는 6시간만 자도 괜찮다고 한다. 현대인의 생활 습관과 삶의 패턴이 다르기 때문에 모두에게 일률적인 시간을 적용하기는 다소 어려움이 있다. 과학 연구와 보건기구 권고를 종합하면 성인에게 적정한 수면 시간은 보통 7~9시간이다. 그러나 '얼마큼' 자는가보다 '언제' 자느냐에 방점을 두고 강조하고 싶다.

정리해 보면 초반에 깊은 잠에 빠졌다가 새벽이 되면 꿈을 꾸는 얕은 잠으로 이어지기 때문에 숙면을 취하기 위해서는 10시경에는 잠자리에 들어야 한다. 그래야 긴 비렘수면 시간을 활용할 수 있다. 우리 몸에 내장된 생체 시계와도 안성맞춤이다.

노화의 속도까지 조절하는 행복호르몬

왜 우울증 환자 중에 노인이 많을까?

2022년을 기준으로 국내 우울증 환자수가 100만 명을 돌파했다. 연령별 우울감 경험률을 보면 20~30대가 비교적 높다가 40대에 감소한 후, 50대에 다시 늘어나 70대 이상 노년층에서 가장 많이 경험하고 있다. 환자 수로도 정신과 진료에 소극적인 60대 이상에서 15만 명 내외의 높은 유병률을 보이고 있다.

어째서 노년층은 우울증에 유독 취약한 것일까? 원인은 크게 3가지로 꼽을 수 있다. 첫째는 만성질환과 여러 건강 문제 때문이다. 암, 심혈관 질환, 당뇨병 등 만성질환은 신체적 고통과 함께 활동의 어려움을 가져와 우울감을 유발한다. 둘째는 사회적 고립과 줄어든 역할 때문이다. 아이들이 커서 독립하고, 본인은 은퇴를 하고 나니 상실감과 외로움을 느끼게 된다. 셋째는 뇌의 변화(혹은 노화)이다. 나이가 들면 뇌의 신경전달물질 시스템에 변화가 찾아온다. 세로토닌Serotonin과 같은 행복호르몬의 분비 및 작용 효율이 감소해 감정적 변화가 많아진다.

마음은 몸과 연결돼 있다. 우울증은 스트레스에 대한 방어선을 약화시키고, 면역에도 부정적인 영향을 미친다. 결국 마음의 건강이 약화되면 신체 노화 역시 속도를 더한다.

스트레스를 받으면
면역력도 떨어지는 이유

'텔로미어Telomere'는 스트레스가 노화에 미치는 영향을 보여주는 비교적 최근의 연구다. 분자생물학자 엘리자베스 블랙번Elizabeth Blackburn은 텔로미어의 발견으로 2009년 노벨 생리의

학상을 수상했다. 텔로미어는 염색체 말단에 존재하는 DNA 조각으로, 플라스틱 캡이 신발끈 끝에 붙어 신발끈을 보호하는 것처럼 염색체의 끝에서 염색체의 손상을 방지한다.

우리 몸의 세포는 생로병사를 겪는 동안에도 끊임없이 분열되어 생명을 유지한다. 그러나 분열이 반복될수록 염색체 말단에 있는 텔로미어의 길이는 짧아진다. 세포의 수명과 노화를 결정짓는다고 해서 '세포 시계'라고 불리기도 한다. 텔로미어가 일정 수준 이하로 짧아지면 세포는 더 이상 분열하지 못하고 노화 상태에 진입하거나 사멸된다.

스트레스는 텔로미어를 손상시키는 대표적 요인이다. 엘리자베스 블랙번은 만성적인 스트레스에 시달리는 사람들이 그렇지 않은 사람들보다 확실히 짧은 텔로미어를 가지고 있는 것을 확인했다. 일례로 장애아를 돌보는 상당수의 부모들은 일반인 대비 상당히 짧아진 텔로미어를 가지고 있었다. 그런데 여기서 놀라운 발견 하나가 이루어졌다. 규칙적인 명상처럼 스트레스를 적극적으로 관리한 부모들은 제외였다. 이 발견 덕분에 스트레스 관리가 노화 관리로 이어질 수 있다는 주장이 설득력을 얻게 됐다.

우울증과 스트레스 관리에
도움을 주는 행복호르몬

호르몬 관점에서 적극적으로 스트레스를 관리하는 사람들은 어떤 사람들일까? 행복호르몬으로 불리는 세로토닌이 원활히 분비되는 사람들이다. 세로토닌이 잘 분비되면 기분이 좋아지고 활력이 넘친다. 또한 세로토닌은 밤이 되면 멜라토닌으로 전환돼 깊은 수면을 유도한다. 휴식과 재생을 이끄는 기특한 호르몬이다.

이러한 세로토닌의 효과를 확인한 연구자들은 세로토닌의 효과를 우울증 치료에 적용해 보고자 했다. 그래서 발명된 것이 '선택적 세로토닌 재흡수 억제제SSRI'이다. 세로토닌은 필수 아미노산인 트립토판을 원료로 체내에서 합성되는데 뇌의 신경세포에서 메신저 역할을 하기도 하고, 신경계 밖에서는 호르몬으로 작동한다. 역할을 마친 세로토닌은 재사용되거나 분해된다. 재흡수 억제제는 세로토닌이 너무 빨리 재흡수되어 충분한 시간 동안 작용하지 못하는 것을 막는다. 선택적 세로토닌 재흡수 억제제는 불안 장애, 강박 장애, 공황 장애, 외상 후 스트레스 장애 등에도 다양하게 처방되고 있다.

세로토닌이 만드는 젊음의 루틴

일상에서 세로토닌 효과를 더 많이, 더 오래 유지하고 싶다면 어떻게 하면 될까? 세로토닌이 부족해지는 이유와 세로토닌을 잘 만드는 방법을 알아야 한다. 세로토닌이 부족한 경우는 여러 가지 원인이 있다. 먼저 원료가 되는 단백질이 부족할 경우다. 다음으로 일상생활에서 세로토닌 분비를 저해하는 습관을 가진 경우다. 스트레스 증가, 수면 부족, 햇볕 노출 부족, 운동 부족 등이 대표적이다. 반대로 햇볕을 받거나 즐거운 취미 생활을 하거나 몸과 마음이 이완되는 환경에서 세로토닌은 잘 분비된다.

나이가 들수록 우울해지는 경향이 있지만 세로토닌이 원활하게 분비된다면 우울증을 예방할 수 있다. 일정 시간 햇볕 쬐기, 규칙적으로 운동하기, 균형 잡힌 식단 유지하기, 충분한 수면 유지하기, 명상 및 호흡 조절하기, 취미 활동과 예술 감상하기 등 당장 시작할 수 있는 것들이 많다. 올바른 습관으로 젊음을 유지하는 루틴을 만들어 보자.

피부노화를 막는
초강력 항산화제를 지켜라

선크림은 과학이지만

인류는 진즉부터 태양의 열과 빛이 피부에 안 좋은 영향을 미친다는 것을 알고 있었을 것이다. 햇볕에 노출된 피부는 붉게 변하고 따가워진다. 수포가 올라오기도 한다. 그러나 피부에 악영향을 미치는 자외선이 본격적으로 발견된 것은 19세기 초반이다. 눈으로 볼 수 있는 가시광선 바깥에 있어 발견이 쉽지 않았다. 19세기 후반에서야 자외선이 피부에 일광화상을 불러오고, 그을림과 알레르기를 일으킨다는 것이 과학적으로 입증되었다.

자외선을 차단하는 선크림은 20세기 초반에 개발되었다. 그리고 곧 큰 인기를 끌었는데, 2차 세계대전 동안 대중화에 성공했다. 현재 전 세계 선크림 시장 규모는 150억 달러, 한화로 20조 원을 넘어선다. 그러나 아무리 선크림을 잘 바른다고 해도 햇볕에 의한 피해를 완전히 막을 수는 없다. 나이가 들면 피부는 탄력이 떨어지고 주름이 늘며 색소침착이 두드러진다. 빛은 여기에 가속도를 더할 뿐이다.

피부과 시술도 완벽할 수 없는 이유

노화의 근본적인 원인은 내부에 있다. 피부의 탄력과 구조를 유지하는 것은 콜라겐Collagen과 엘라스틴Elastin 등 단백질이다. 나이가 들면 이들의 생성 속도가 점차 느려진다. 반면 단백질을 분해하는 효소는 많아져 탄력 구조를 무너트린다. 여기에 기미, 잡티, 검버섯이 늘어나면 안티에이징을 위해 피부과 시술을 고민하게 된다.

그러나 피부의 나이를 되돌리기 위한 피부과 시술에는 한계가 있다. 안타깝지만 완전한 회복이나 근본적 치료는 불가능하다. 피부과 시술이 대부분 '바깥'에서 작용하기 때문이다. 피부는 안과 밖이 있다. 필러를 주입해 꺼진 부위를 채워 주름을 펴 주거나, 보톡스로 근육을 마비시켜 주름을 사라지게 하는 것은 바깥의 영역이다. 레이저나 초음파로 미세한 손상을 주어 콜라겐 생성을 유도하는 경우도 있지만, 일시적인 효과에 그친다.

노화를 해결하자면 안에서부터 채워 나가야 한다. 콜라겐 합성을 촉진하고 엘라스틴을 보호하며 급격한 변화가 나타나지 않도록 관리하는 것이 근본적인 안티에이징이다.

피부 안티에이징을 실천하는
에스트로겐과 성장호르몬

에스트로겐과 성장호르몬은 피부 안티에이징 '도' 담당하는 호르몬이다. 여기서 '도'에 방점을 찍은 이유가 있다. 두 호르몬은 다른 주요한 역할이 있는데 피부에도 지대한 영향을 미치기 때문이다. 먼저 에스트로겐은 여성호르몬으로, 피부 건강 유지에 중요한 역할을 한다. 피부의 진피층에는 섬유아세포(피부 공장)가 있는데 이것들은 콜라겐과 엘라스틴의 원료가 된다. 에스트로겐은 섬유아세포의 생성을 촉진한다. 또한 수분을 끌어당기는 히알루론산을 늘려 피부가 건조해지는 것을 막아 준다. 지질층을 안정화시켜 피부를 보호하는 장벽 기능도 강화한다.

성장호르몬은 '회춘호르몬'이라고 불리며 피부에도 동일한 역할을 한다. 피부의 주요 성분인 콜라겐 합성에 직접적인 영향을 미치고 피부세포의 분열과 성장을 돕는 인슐린 유사 성장인자의 분비도 촉진한다. 성장호르몬이 잘 분비되면 콜라겐이 충분히 만들어져 피부가 두꺼워지고 탄력이 좋아지며 주름도 개선된다.

그러나 에스트로겐은 폐경기에 접어들면 수치가 줄고, 성장호르몬은 20대부터 10년마다 14.4%씩 감소해 60대가 되면 20대의 절반 이하로, 70대가 되면 20% 이하로 줄어든다. 호르몬의 분비를 원활히 하는 방법들은 '하루 15분 호르몬 처방전'에서 확인하도록 하자.

훌륭한 일꾼인
멜라토닌부터 일하게 하라

멜라토닌은 강력한 항산화 효과로 안티에이징에서 빼놓을

수 없는 호르몬이다. 또한 에스트로겐과 성장호르몬의 안정화를 위해서도 가장 먼저 고려되어야 한다.

멜라토닌의 강력한 항산화 효과는 활성산소를 제거하면서 시작된다. 활성산소는 콜라겐을 파괴하고 세포를 손상시키는 노화의 주범이다. 멜라토닌은 활성산소를 제거하는 데 특화되어 있다. 흔히 비타민 C와 E는 항산화제로 인기가 높은데, 멜라토닌은 이들보다 몇 배의 기능을 한다. 비타민 C와 E는 분자당 활성산소 1개를 제거하지만 멜라토닌은 연쇄 작용을 통해 최대 10개의 활성산소 분자를 제거한다.

충분한 수면은 에스트로겐과 성장호르몬 분비에 좋은 환경을 만든다. 낮 동안 자외선이나 외부 환경으로부터 손상된 피부세포를 회복시키고, 에스트로겐과 성장호르몬 분비를 촉진해 세포 재생의 골든 타임을 확보한다. 인체에 필요한 대부분의 호르몬 분비가 왕성해지므로, 안티에이징뿐만 아니라 피로와 면역력 회복에 관리를 위해 멜라토닌 호르몬을 가장 먼저 챙겨야 한다.

여성도 테스토스테론이 필요하다

젊음을 만드는 성호르몬

인간은 태어날 때 성별이 구분된다. 그러나 남성성과 여성성이 본격적으로 나타나는 때는 사춘기부터다. 매우 혼란스러운 사춘기는 '자연스럽게' 지나가는 것이 최선이다. 그러나 안타깝게도 사춘기를 자연스럽게 보내지 못하는 사람들도 있다. 성호르몬이 제대로 분비되지 않는 경우가 대표적이다. '칼만 증후군'은 성호르몬이 없거나 부족해서 생기는 희귀 질환이다. 칼만 증후군을 겪는 사람들은 사춘기가 오지 않거나 불완전하게 나타난다. 남성은 변성기를 겪지 않고 성기의 크기가 작은 것이 특징이다. 여성은 초경이 없고 가슴이 발달하지 않는다. 공통적으로 신체 발육이 더디고 발달이 지연된다. 남성 1만 명 중 1명, 여성은 5만 명 중 1명이 칼만 증후군을 앓는다.

우리는 칼만 증후군을 통해 성호르몬이 단순히 성적 발현에만 관여하지 않는다는 것을 알 수 있다. 에스트로겐과 테스토스테론은 피부 탄력, 뼈 건강, 심장 보호, 성욕, 활력 등 다양한 분야에 영향을 미친다. 남성은 고환에서, 여성은 난소와 부신, 지방에서 분비되는 성호르몬을 통해 건강과 함께 젊음도 유지하는 것이다.

에스트로겐과 테스토스테론이 줄어드는 과정

성호르몬 분비는 20대 후반부터 감소하기 시작한다. 그러나 감소하는 패턴은 남성과 여성이 매우 다른 양상을 보인다. 여성의 경우 40대 중반부터 에스트로겐의 분비량이 급격히 줄어든다. 50대에는 대부분 폐경이 온다. 이 과정에서 안면홍조, 불면증, 감정 기복 등 갱년기 증상이 나타난다.

남성의 테스토스테론 감소는 이처럼 극적이지 않다. 20대 후반에서 30대 초반 정점을 찍은 후 매년 1%씩 감소한다. 매우 미미한 수치이므로 이 시기를 자각할 정도의 특별한 증상은 나타나지 않는다. 남성이 테스토스테론 감소를 인식하기 시작하는 때는 40대 중반 이후이다. 그래도 젊었을 때의 약 60~70%는 유지가 된다. 이후 근육량 감소, 만성피로와 무기력증, 발기력 저하 같은 증상을 경험하게 된다. 짜증과 불안, 우울감까지 나타나면 주변에서 '남성 갱년기'라고 진단해 주기도 한다.

여성과 남성 모두에게 갱년기는 노화를 직접적으로 확인하게 되는 때다. 솔직히 조금 우울한 시기이기도 하다. 때문에 "갱년기 엄마와 사춘기 아들이 싸우면 누가 이기나?"를 묻는 우스갯소리도 들린다. 내분비과 의사이기 이전에 남편이자 아버지로서 승자도 패자도 없는 싸움을 부디 좀 멈추라고 부탁하고 싶다. 두 사람 모두 급격한 호르몬 변화와 감정의 소용돌이를 경험하고 있다. 서로가 겪는 고통을 이해하고 공감할 때 세계 평화보다 어렵다는 가정의 평화가 찾아올 수 있다.

여성에게 테스토스테론이 부족해지면?

흔히 남성호르몬이라고 알려진 테스토스테론은 여성의 갱년기를 이야기할 때 쉽게 소외되는 호르몬이다. 실제로 많은 여성들이 테스토스테론의 존재를 모르거나, 필요성에 대해 인지하지 못한다. 테스토스테론은 근육량과 근력, 골밀도, 활력과 성욕, 자신감을 유지시키는 중요한 호르몬이다. 여성의 경우 30대부터 수치가 낮아져 40대 이후에는 20대의 절반 이하로 줄어든다. 그야말로 곤두박질친다.

테스토스테론이 곤두박질치면 가장 뚜렷하게 나타나는 증상이 성욕 감퇴와 성생활 만족도의 감소다. 테스토스테론이 질 조직을 재생, 복구하고 성관계 시 쾌감을 느끼게 하기 때문이다. 성욕 감퇴를 겪는 여성들에게 테스토스테론 주사 요법을 병행해 좋은 치료 효과를 거둔 사례들도 보고되고 있다.

이 밖에도 여성에게 테스토스테론이 급격히 줄면 우울증, 비만, 근육 감소, 탈모, 만성피로, 집중력 저하가 나타나는 것으로 보고됐다. 그러나 이런 증상이 갱년기 증상과 겹쳐서 에스트로겐 주사를 맞는 환자들도 더러 있다. 에스트로겐 대체 요법으로 개선되지 않는다면 테스토스테론 부족을 의심해 봐야 한다.

성호르몬을 지키기 위해
스트레스부터 관리하자

나이가 들어 자연적으로 성호르몬 분비가 줄어드는데, 거기에다 스트레스까지 받으면 우리 몸은 사면초가의 상황을 맞이한다. 성호르몬 분비량이 더 떨어져 성호르몬이 담당했던 많은 기관들이 미병의 상태에 놓이게 된다.

스트레스를 받으면 신체는 대응책으로 코르티솔을 많이 분비한다. 그런데 코르티솔의 원료는 테스토스테론과 에스트로겐의 원료와 같은 콜레스테롤이다. 원료는 한정적인데 코르티솔 분비가 많아지면 성호르몬의 생산이 막히거나 지연된다. 그 때문에 극심한 스트레스 상황에서 여성은 월경을 건너뛰고, 남성은 성욕을 잃는다.

더불어 성호르몬은 젊음을 유지하는 데 지대한 영향을 미친다. 자연적으로 줄어드는 것도 어떻게든 늘려야 하는 마당에 스트레스까지 더해지면 젊음은 물론이고 건강까지 잃기 쉽다. 스트레스 관리가 곧 노화 관리라는 사실은 아무리 여러 번 강조해도 지나치지 않다.

탈모 유형에 따라
호르몬 관리도 달라야 한다

탈모도 다 같은 탈모가 아니다

건강 관련 강연을 하다가 '탈모'라는 단어를 꺼내면 갑자기 청중의 눈이 반짝반짝해진다. 호르몬이 노화와 건강, 삶의 질에 어떤 영향을 미치는지 열변을 토할 때는 관심도 없던 청중들이 머리카락 이야기를 꺼내자 자세를 바로 하고 귀를 쫑긋 세운다.

우리나라 탈모 인구는 1,000만 명에 육박한다. 국민 5명 중 1명꼴로 탈모를 겪고 있다는 말이다. 보통 탈모가 나타나는 시기가 20대 중반부터라고 하면 성인 4명 중 1명이 탈모를 겪고 있는 셈이다. 그러나 이 중에서 병원에서 제대로 치료를 받는 인구는 24만 명에 그친다. 고민은 많고 병원은 가지 못하니 어떻게든 정보를 얻고자 주의를 기울이는 것이 아닌가 싶다.

가장 먼저 강조하는 것은 '정확한 진단'이다. 모든 질병이 그렇지만 탈모도 정확한 진단이 중요하다. 탈모는 원인에 따라 크게 4가지로 진단된다. 가장 많은 비중을 차지하는 것은 '안드로겐성 탈모증'으로 유전적 요인과 남성호르몬의 영향으로 발생한다. 안드로겐Androgen은 남성호르몬의 총칭이다. 대개 M자형과 O자형 탈모가 진행된다. 다음은 '원형 탈모증'으로 자가면역 질환 중 하나다. 동전 모양의 원형 탈모반이 특징이다. 셋째는 모발의 성장 단계 중 성장기에서 휴지기로 한꺼번에 전환하면서 발생하는 '휴지기 탈모증'이다. 스트레스, 출산, 영양 불균형 등의 원인이 해소되면 대부분 회복된다. 마지막으로 물리적인 원인과 기타 원인(머리를 세게 당기거나 피부 질환으로 인해 발생)으로 생기는 탈모증 있다. 이 경우에는 개별적 치료로 회복이 가능하다.

남성형 탈모를 일으키는
안드로겐의 과다

실제 탈모 환자 24만 명 중 가장 많은 비중을 차지하는 것도 안드로겐성 탈모증이다. 80% 이상이 안드로겐성 탈모증으로 치료를 받고 있다. 안드로겐성 탈모증은 유전적 요인과 남성호르몬의 영향을 받는데, 남성호르몬인 '안드르겐'의 과다가 문제가 된다. 유전자 중 안드로겐 수용체가 있는 경우 일련의 과정을 거쳐 모발의 성장을 억제하는 유전자의 스위치를 켜게 된다.

안드로겐성 탈모가 진행되면 모낭이 점차 작아지고, 머리카락이 가늘어지다가 결국 빠지게 된다. 남성의 경우 M자형과 O자형 탈모가 진행되는데 M자형은 머리선이 뒤로 밀려나며, O자형은 정수리 부위가 점차 얇아지며 원형으로 비어 간다. 여성은 남성처럼 확연하게 진행되지는 않지만 정수리 부위의 머리카락이 전체적으로 가늘어지며 숱이 적어진다.

안드로겐성 탈모의 치료는 안드로겐이 모발의 성장을 억제하게 만드는 중간 과정을 차단(약물 치료)하거나, 모발 성장을 촉진하는 형태(국소 도포제)로 이루어진다. 약물 치료가 일반적이다.

여성형 탈모를 일으키는
에스트로겐의 부족

여성형 탈모는 여성에게 나타나는 가장 흔한 탈모 유형인데, 엄밀히 말하면 '여성성 안드로겐성 탈모'이다. 남성의 안드로겐성 탈모와는 원인에서 차이가 있다. 앞서 여성의 몸에도 남성호르몬으로 알려진 테스토스테론이 존재하며 나이가 들면서 조금씩 감소한다고 설명했다. 그런데 유전적 원인에 의해 안드로겐에 대한 모낭의 민감도가 높아지면 탈모가 발생할 수 있다. 또한 출산 후, 폐경 전후에 에스트로겐 수치가 급격히 떨어질 때도 나타난다. 상대적으로 안드로겐의 비중이 높아져 탈모가 시작되거나 악화되는 경우가 많다. 일반적으로 이마의 헤어 라인은 유지되지만 머리숱이 현저히 적어진다. 정수리 가르마를 중심으로 두피가 훤히 들여다보이는 것이 특징이다.

여성형 탈모는 남성과 달리 호르몬 억제제를 사용하기가 어려워 치료 방법에도 차이가 있다. 모발의 성장을 촉진하는 치료(국소 도포제)가 일반적이며 영양제와 경구용 약물을 사용하기도 한다.

호르몬으로 탈모에서 탈출하자

탈모에 영향을 미치는 호르몬은 남성호르몬인 안드로겐과 에스트로겐, 스트레스호르몬인 코르티솔 그리고 수면호르몬인 멜라토닌이다. 안드로겐성 탈모는 남성호르몬이 변환을 통해 모낭을 위축시키지 않도록 해야 하는데 약물 치료가 가장 효과적이다. 규칙적인 운동이 호르몬 균형에 도움을 준다. 여성형 탈모는 에스트로겐 수치를 유지하는 것이 크게 도움이 된다. 다양한 생활 습관을 통해 개선시킬 수 있다.

원형 탈모와 휴지기 탈모에는 스트레스가 큰 영향을 미친다. 스트레스는 면역 체계를 교란시켜 시스템의 오작동을 불러오고, 모낭의 성장을 방해해 머리카락이 한꺼번에 빠지게 한다. 스트레스로 인해 코르티솔이 과다하게 분비되는 것을 막는 것이 도움이 된다. 충분한 수면은 스트레스 해소를 위한 첫 번째 요건이므로 멜라토닌 분비에도 신경 써야 한다.

탈모는 호르몬 관리만 한다고 해서 100% 치료될 수 없지만 개선될 여지가 충분히 있는 질환이다. 근본적 원인인 유전적 요인조차 호르몬이라는 스위치를 통해 발현되기 때문이다. 적극적인 호르몬 관리를 통해 탈모에서 탈출해 보자.

노인도 젊어지는
성장호르몬?

성장호르몬은 힘이 세다

어릴 때 어른들에게 가장 많이 들었던 말이 "골고루 먹어라"와 "일찍 자라"였다. 가정 형편이 좋은 친구들은 우유를 달고 살았다. 농구와 줄넘기를 밤낮으로 열심히 하기도 했다. 모두 키를 키우려는 노력들이었다. 당시 알려진 키 크기의 비법은 그 정도였다.

그러나 최근에는 선택지가 많아졌다. 자세 관리와 스트레스 관리는 물론이고 성장 클리닉에서 성장호르몬 검사 및 치료가 이루어진다. 대표적으로 성장호르몬 주사 요법이 있다.

우리나라에서 한 해 동안 저신장 등을 이유로 의료보험의 적용을 받으며 성장호르몬 주사를 맞은 환자 수는 약 4,000명에 달한다. 보험 혜택을 받지 않은 비급여로 투여한 경우는 더 많을 것으로 추정된다. 성장호르몬 주사 요법은 연간 평균 성장 속도를 뛰어넘는 효과가 보고되고 있다.

성장호르몬의 효과는 키를 키우는 것 외에도 아주 많다. 성장호르몬 결핍증이 있는 성인 환자에게 약 1년 정도 성장호르몬을 투여한 결과, 체지방이 4~6kg 감소하고 근육량이 증가했다. 콜라겐 생성이 늘어 피부 탄력이 좋아지고 골밀도도 높아졌다. 또한 만성적인 피로감이 줄어 운동 능력도 개선됐다. 안티에이징을 기준으로 보자면 10~20년은 젊어지는 효과가 있었다. 이런 효과 덕분에 성장호르몬에는 '현대판 불로초'라는 별명이 붙었다.

그러나 성장호르몬 치료는 무분별하게 진행돼서는 안 된다. 미용이나 안티에이징 목적의 주사는 부종과 관절통, 당뇨나 심혈관계 질환의 부작용을 일으킬 수 있다. 성장을 촉진하고 신진대사를 조절하는 효과를 위해서는 필요한 만큼 몸에서 만들어 쓰는 것이 최고다. 스스로 만들어 쓰는 것에는 부작용이 없다.

잘 먹어야 젊어진다

우리 몸에 성장호르몬을 만드는 공장이 있다고 상상해 보자. 어떻게 하면 생산량을 늘릴 수 있을까? 먼저 원재료를 충분히 확보해야 한다. 단백질을 구성하는 아미노산Amino acid은 성장호르몬의 원재료가 된다. 아미노산 중에서도 아르기닌Arginine과 리신Lysine이 필요하다. 아르기닌은 견과류와 콩, 리신은 우유와 치즈, 닭고기에 많이 들어 있다. 아연, 마그네슘, 비타민 D도 성장호르몬의 합성과 분비를 돕기 때문에 신선한 채소를 많이 먹고 햇볕을 자주 쬐는 것이 좋다.

원재료를 충분히 확보했다면 성장호르몬이 잘 생성될 수 있는 제조 환경을 만들어야 한다. 우리 몸은 잠든 후 약 1~2시간 사이에 성장호르몬을 가장 많이 분비한다. 그런데 인슐린이 높으면 성장호르몬의 분비가 억제된다. 따라서 잠들기 전에 인슐린을 높이지 않도록 만들어야 한다. 방법은 잠들기 3~4시간 전에 식사를 마치는 것이다. 특히 인슐린 분비를 높이는 단순당과 탄수화물이 많은 식사는 피하는 것이 좋다.

잘 먹는다는 것은 배불리 먹는 것이 아니라 몸에 좋은 음식을 제때 먹는 것이다. 성장호르몬 분비를 위해서는 필요한 영양소가 들어 있는 음식을 이른 저녁에 먹는 것이 가장 좋다.

배가 고픈 것이 좋은 것이다

'간헐적 단식'이 현대의 다이어트 트렌드로 대중화된 것은 최근 10~15년 사이다. 과거에는 공복이 길어지면 위산 과다로 속병이 생길 수 있다는 주장이 설득력을 얻었지만, 최근에는 공복 시간을 오래 유지하는 것이 다이어트를 비롯하여 건강에 이롭다는 주장이 받아들여지고 있다.

호르몬 분비 역시 공복이 건강에 더 이롭다는 주장에 힘을 보태고 있다. 20세기 후반부터 공복 상태와 성장호르몬 분비의 상관관계를 다루는 연구들이 진행됐는데, 앞서 소개한 '인슐린이 떨어지면 성장호르몬 분비가 증가한다'는 주장이 밝혀졌다.

여기에 더해 배가 고플 때 위에서 분비되는 '그렐린Ghrelin'이라는 호르몬이 성장호르몬의 분비를 촉진한다는 사실이 연구를 통해 밝혀졌다. 그렐린은 위에서 분비돼 혈액을 타고 뇌하수체로 이동하는데, 이때 성장호르몬이 더 많이 분비된다. 그렐린이 성장호르몬 분비의 방아쇠 역할을 하면서 두 호르몬이 함께 신진대사와 에너지 균형을 조절하는 것이다. 연구 결과를 일상생활에 적용해 보면 간식을 먹는 습관은 좋지 않다. 배고픔을 견뎠다가 식사를 하면 성장호르몬의 분비를 늘릴 수 있다. 하지만 영양 섭취가 중요한 임산부나 성장기 어린이와 청소년, 당뇨병 환자, 만성질환 환자 등에게는 간헐적 단식을 권하지 않는다.

강도 높은 운동을 권하는 이유

운동은 성장호르몬의 분비를 늘리는 또 하나의 방법이다. 유산소 운동을 오래 하는 것보다는 짧게라도 강도 높은 운동을 하는 것을 권한다. 강도 높은 운동을 하면 우리 몸은 일시적으로 스트레스 상황이 된다. 운동으로 심부의 체온이 올라가고, 근육에는 젖산이 쌓이며, 교감신경이 활성화된다. 이 모든 상황이 성장호르몬 분비를 극대화시킨다.

우리 몸은 스트레스를 받으면 손상된 근육과 조직을 회복하고 신진대사를 촉진하기 위한 활동에 돌입하는데, 신진대사와 에너지 균형을 조절하는 성장호르몬 방출이 그 첫 번째 단계가 된다. 강도 높은 운동으로는 심박수를 최대치의 70~80%까지 끌어올릴 수 있는 스쿼트나 런지, 전력 질주 등을 추천한다. 1시간 이상의 저강도 운동보다 15~30분의 고강도 운동이 더 효과적이다.

마지막까지 성적 만족을 포기하지 말아야 하는 이유

정말 죽어도 좋은가?

2002년 12월, 영화 〈죽어도 좋아!〉가 개봉했다. 관객은 3만 명밖에 안 됐지만 논란은 300만 명이 본 영화보다 더 컸다. 주인공은 일흔을 넘긴 두 노인으로 첫눈에 반해 동거를 시작한다. 그리고 그들의 성행위를 적나라하게 보여 준다. 논란이 컸던 것도 이 때문인데, 성행위가 이루어지는 14초를 삭제하고도 미성년자 관람 불가를 받았다.

이 영화가 남긴 논란은 실보다 득이 많다. 우리 사회가 노인의 성에 대해 이보다 뜨겁게 이야기를 나눠 본 적이 있던가 싶다. 으레 나이가 들면 남성은 가만히 방에 들어앉아 TV를 보거나 바둑이나 두고, 여성은 집안일로 하루를 보내는 게 전부라고 여겼다. 그들에게도 사랑이라는 감정이 생기고, 성적 욕구가 충만하다는 것을 아무도 입 밖에 내지 않던 시절이었다. 영화는 이와 반대로 노인에게도 성적 욕구가 있고, 이를 통해 행복할 수 있다고 아주 직설적으로 이야기한다.

노인이라고 해서 성적 만족을 느끼지 못하는 것은 아니다. 노화로 인해 예전만 같지 않은 상태라고 해도 욕구는 살아 있고, 이를 실천하는 데도 무리가 없다. 그런데도 성관계 빈도를 줄이는 부부가 많고, 여기에 대한 불만을 섣불리 이야기하기도 마땅치 않아 한다.

때에 따라 달라지는 사랑의 정체

사랑은 호르몬의 영향을 받는 대표적인 감정이다. 불꽃같고 언제나 영원할 것 같지만 시간의 흐름에 따라 그 빛깔은 달라진다. 이 역시 호르몬과 관계가 매우 깊다. 영화 〈죽어도 좋아!〉에서 첫 만남 이후 동거를 시작하고, 부부의 연을 맺고 살아가는 이들에게도 여러 사랑의 형태가 만들어진다. 흔히 사랑은 3단계로 진화한다. 가장 처음 단계는 에로스적인 사랑이다. 열정적이며 낭만적이다. 육체적 욕망이 동반되는 시기로, 이때 성호르몬과 도파민Dopamine이 작용한다. 흥분 상태를 유발하는 노르에피네프린Norepinephrine도 많이 분비된다. 때문에 상대에게 강하게 끌리며 감각적이고 본능적인 사랑을 추구한다. 다음은 아가페적 사랑이다. 조건 없는 헌신과 희생이 사랑의 기반이 된다. 일반적인 부부의 모습이다. 이때 옥시토신Oxytocin과 바소프레신Vasopressin이 분비된다. 옥시토신은 신체적 접촉으로 많이 분비되는데 신뢰와 애착이 강화된다. 바소프레신 역시 장기적 안정감과 유대감 형성을 돕는다. 마지막에는 플라토닉 사랑의 시기가 찾아온다. 육체적 관계에 집착하지 않고 정신적인 사랑을 한다. 영혼의 교감과 깊은 우정을 중요하게 생각하게 된다. 이때 다시 도파민의 분비가 많아진다. 상대방이 친구나 동료와 비슷해지면서 정신적 교감에서 오는 만족이 커진다.

  사랑은 호르몬을 통해 색깔을 달리한다. 또한 끊임없는 되먹임 과정을 거치는데, 사랑이 호르몬 분비를 촉진하고 그렇게 분비된 호르몬은 사랑을 더욱 깊고 강하게 만든다. 모든 단계에서 성적 만족은 사랑을 유지하는 동력이 된다.

사랑은 몸과 마음에 유익하다

성적 욕구의 쓸모는 무엇인가? 인간은 왜 사랑의 지속 기간 동안 성행위를 주요한 활동으로 인식하는 것일까? 가장 흔한 답변은 '종족 번식의 욕구'이다. 모든 동물은 쾌락이라는 보상을 통해 번식 행위를 장려하고 그 결과 종족이 유지된다. 그러나 이는 인간으로서는 100% 납득이 가지 않는 답변이다. 매해 새끼를 낳는 짐승과 달리 인간은 약 80년 동안 평균 2명 이하의 아이를 낳고 산다. 긴 시간 동안 성적 욕구를 느낄 이유가 없다.

인문사회학적 해석은 성적 욕구가 친밀감과 기쁨, 그리고 즐거움과 유대감을 주기 때문이다. 성행위는 두 사람 사이의 정서적 육체적 거리를 가깝게 한다. 그 자체로 신뢰와 사랑이 쌓이고 관계가 굳건해진다. 서로 사랑하고 함께 행복을 찾는 과정에서 성적 욕구는 확실한 쓸모가 있다.

많은 연구에서 성행위 자체가 인체에 매우 유익하다고 보고한다. 성행위는 심박수를 높여 혈액순환을 원활하게 하고, 스트레스호르몬인 코르티솔 수치를 낮춘다. 오르가슴을 통해 쾌감을 가져오고 친밀감도 높여 준다. 성행위 중에는 도파민, 옥시토신, 엔도르핀, 세로토닌 등이 분비돼 통증은 줄이고 면역력은 높인다. 또한 이들 호르몬은 우울감과 불안감을 줄여주고, 깊은 유대감을 형성해 정신적 만족도를 높인다.

안 해야 하는 이유부터 찾지 말자

안타깝게도 우리나라 사람들은 평균적으로 나이가 들수록 성행위 빈도가 줄어든다. 대한남성과학회 조사에 따르면 남성 기준 월평균 성관계 횟수가 30대 6.22회, 40대 5.44회, 50대 이상이 4.6회, 20대 4.2회로 나타났다. 20대는 학생이 많고 미혼자도 많아 상대적으로 적은 것으로 보인다.

나이가 들수록 적극적인 성행위를 터부시하는 경향도 짙다. 직장 동료인 여성 산부인과 의사는 "나이가 들면 임신과 출산에 대한 부담에서 자유로워진다. 상대적으로 여유도 많으니 나이가 든다고 성관계를 줄일 이유가 하나도 없다"라며 성관계를 적극 추천하기도 했다.

호르몬 관점에서도 성행위는 나쁠 것이 없다. 몸과 마음이 보내는 신호를 잘 이해하고 솔직하게 접근해야 한다. 사랑을 나눌 때 분비되는 호르몬은 신체적으로도, 정신적으로도 크게 도움을 준다. 안 할 이유가 없다.

하루15분 호르몬 처방전 1

멜라토닌이 충만해지는 아침 산책

우리 몸은 늘 잠이 부족하다

뇌는 빛을 보면 낮으로 인식하고 멜라토닌 분비를 억제한다. "낮이 시작되었으니 멜라토닌 분비를 억제하고 활동 준비를 하라"라는 적극적인 메시지를 보낸다. 따라서 잠을 잘 자고 싶다면 빛을 잘 관리해야 한다. 그러나 우리의 일상에는 늘 '빛'이 존재한다. 밤에도 온갖 곳이 훤하고, 스마트폰만 봐도 빛이 있다. 여기에서 문제가 발생한다.

    멜라토닌 분비가 교란되면 밤에도 깊은 잠을 자지 못하고, 낮에는 정신이 혼미해지는 증상이 나타난다. 잘 자지 못하는 기간이 길어지면 노화의 속도가 더욱 빨라진다. 자도 잔 것 같지 않고, 깨어 있어도 정신이 명료하지 않은 좀비와 같은 삶은 하루라도 빨리 끝내야 한다.

생체 시계를 리셋하고
비타민 D도 챙길 수 있는 아침 산책

빛에 의해 교란된 생체 시계를 리셋하기 위해서는 제때 빛을 보고, 제때 빛을 없애야 한다. 가장 좋은 빛은 아침의 햇빛이다. 아침 햇빛에는 적외선, 가시광선, 자외선 등 빛의 스펙트럼이 풍부하게 담겨 있어 아직 잠에서 빠져나오지 못한 뇌를 서둘러 깨운다.

  매일 15분 정도의 아침 산책은 생체 시계를 자연의 리듬에 맞게 재조정하기에 안성맞춤이다. 아침 햇살은 한낮의 태양 빛처럼 과도한 자외선으로 피부암이나 일광화상, 피부노화를 일으킬 위험이 적다. 또한 따스하게 피부에 와 닿는 햇살은 뼈 건강과 면역력 강화에 필수적인 비타민 D를 합성해 줄 것이다.

시간이 지나면서 더욱 강력해지는
산책의 효과

15분이 짧다고 생각할 수 있지만 시간이 지날수록 효과는 강력해진다. 처음 일주일만 지나도 기분이 상쾌해지고 스트레스가 줄어드는 것을 온몸으로 느낄 수 있다. 생체 시계가 정상화되어 밤에는 쉽게 잠들고, 아침에는 개운하게 눈을 뜨게 된다.

한 달 정도가 되면 전반적인 활력이 좋아진다. 낮 동안의 졸음이 사라진다. 집중력과 생산성이 향상되고, 기분이 가라앉는 날도 눈에 띄게 줄어든다. 몸의 신진대사가 활발해져 불어나던 체중이 유지되는 효과도 느낄 수 있다.

세 달이 지나면서부터는 아침 산책 15분의 효과가 극대화되는 시기다. 규칙적인 유산소 운동으로 인해 혈압이 낮아지고, 콜레스테롤 수치가 개선된다. 심장 운동성이 좋아질 뿐만 아니라 비타민 D의 합성으로 골다공증도 예방할 수 있다. 당뇨병과 고혈압 등 만성질환에도 좋은 영향이 나타나는 시기이다.

하루 15분 호르몬 처방전 2

낮에 먹는 보약, 낮잠이 호르몬 밸런스를 맞춘다

아이들은 왜 낮잠을 잘까?

아기가 태어나 일정한 수면 주기가 생기기 시작하는 때는 생후 3개월 전후다. 몸에서 멜라토닌이 만들어지기 시작하면서 낮과 밤의 자연적인 빛 주기에 의해 성인과 유사한 수면 패턴도 만들어진다. 6개월이 되면 생체 시계가 성인과 비슷해진다. 그럼에도 아기들은 대개 5세까지 낮잠을 잔다. 성인보다 '수면 압력'을 더 크게 받기 때문이다.

우리 몸은 대사 과정을 거쳐 필요한 에너지를 얻는다. 그런데 세포가 에너지를 소모하면 '아데노신Adenosine'이라는 피로물질이 만들어진다. 아데노신이 축적되면 뇌에서 각성이 억제되고 졸음이 쏟아진다. 신체적으로 미숙한 아이들은 아데노신에 의한 수면 압력을 더 많이 느낀다.

그렇기 때문에 낮잠은 아이들에게 꼭 필요한 습관이다. 잠을 자면 성장호르몬이 활발히 분비되고, 뇌에 새로운 신경이 만들어져 학습 능력과 기억력이 좋아진다. 각종 호르몬이 정서적 안정을 유도해 감정 조절 능력도 좋아진다.

여섯 번째 시간, 낮잠의 효과

물론 성인도 아데노신에 의한 수면 압력을 받는다. 그러나 대부분은 정신력과 체력으로 잠을 쫓아내기 바쁘다. 커피는 수면 압력에 맞서는 가장 손쉬운 방법이다. 커피에 들어 있는 카페인은 아데노신과 화학적 구조가 매우 비슷하다. 아데노신이 결합해야 할 자리에 카페인이 대신 들어가면 아데노신은 제 기능을 하지 못하고, 인체도 수면 압력을 느끼지 못한다.

다행히 모든 인류가 버티기를 선택한 것은 아니다. 지중해 연안 국가와 라틴아메리카, 필리핀에서는 많은 사람들이 낮잠을 즐긴다. 이 오랜 관습을 '시에스타 Siesta'라고 부르는데 라틴어 'Hora sexta(여섯 번째 시간)'에서 유래했다. 시에스타를 통해 사람들은 한낮의 뜨거운 햇볕을 피하고 신체적 피로를 해소한다.

과학자들에 의해 밝혀진 낮잠의 효과는 상당하다. 자는 동안 우리 뇌는 새로운 정보를 정리해 저장하고, 피로물질인 아데노신을 감소시킨다. 스트레스호르몬인 코르티솔과 흥분을 유도하는 노르에피네프린의 수치를 낮춰 심리적 안정과 함께 안정적인 심박수와 혈압도 유도한다. 수면 부족으로 인한 호르몬 불균형을 해소하기에도 그만이다.

호르몬 밸런스를 맞추는 15분 낮잠

그러나 일반적인 성인이 낮에 편히 침대에 눕는 것은 매우 어려운 일이다. 주어진 환경에서 어려움 없이 낮잠을 실천하면서도 효과는 최대로 끌어올릴 수 있는 '이상적인 낮잠 스케줄'을 알아 둘 필요가 있다. 짧게 정리하자면 가장 효율적인 낮잠 시간은 15분으로 장소는 어디든 상관없다. 학교나 직장에서 잠깐 엎드려 눈을 붙이는 것도 괜찮다. 몰려드는 식곤증을 해소하고 활력을 되찾아 오후 일정을 소화할 수 있다.

15분 낮잠의 장점 중 하나는 자고 일어났을 때 멍한 상태가 유지되는 '수면 관성'을 피할 수 있다는 점이다. 15분 낮잠은 깊은 잠에 빠지기 전에 깨어나므로 수면 관성에 대해서 걱정하지 않아도 된다.

하루15분 호르몬 처방전 3

만성피로를 해결하기 위한 15분 일찍 잠들기

만성피로를 가져오는 스트레스와 불안

수면 장애로 고통받는 환자가 지속적으로 늘고 있다. 2023년 수면 장애(불면증 포함)로 병원을 찾은 환자 수는 124만 명이었다. 여성이 남성보다 1.5배 많고, 50대 이상이 전체의 50%를 차지한다. 60대 환자가 가장 많다.

수면 장애의 주요 원인은 '마음의 불편'이다. 특히 스트레스와 불안이 문제다. 스트레스와 불안은 뇌를 긴장시킨다. 이때 나오는 코르티솔은 '투쟁 도피 반응Fight-or-Flight Response'을 일으킨다. 사냥을 나갔다가 곰을 만난 사냥꾼처럼 긴박한 상황에 대비한다. 교감신경계가 활성화돼 온몸이 각성 상태를 유지한다. 잠을 자려고 해도 잘 수가 없다.

잠을 못 자면 피곤이 누적된다. 만성피로 증후군은 6개월 이상 지속되는 극심한 피로가 주된 증상으로 나타나는 질병이다. 수면 장애는 만성피로 증후군의 핵심 진단 기준이다. "자도 잔 것 같지 않다" "밤에 자주 깨고, 낮에도 주체할 수 없을 정도로 졸리다"를 연발한다면 만성피로 증후군을 의심해 봐야 한다.

15분 일찍 시작하는 수면 의식

늦게 잠자리에 드는 것은 현대인의 흔한 수면 습관이다. 늦게 잠들면 같은 시간을 자더라도 더 피곤하다. 늦게 자면 잘수록 회복이 되지 않는 얕은 수면에 빠지기 때문이다. 일찍 잠자리에 들어야 신체와 뇌를 회복시키는 양질의 수면을 경험할 수 있다.

그러나 이미 늦게 잠이 드는 것에 익숙해져 있다면 수면 시간을 바꾸기가 쉽지 않다. 10시부터 자는 것을 목표로 하면 최소한 2~3시간을 당겨야 하는 이들이 대부분이다. 수면 시간도 점진적으로 조정해야 한다. 우리 몸은 규칙적인 것을 좋아한다. 생체 시계를 교정하기 위해 매일 15분씩 당겨서 잠자리에 들기를 권한다.

　수면 장애를 겪는 중이라면 '수면 의식'도 도움이 된다. 스마트폰을 끄고, 조명을 어둡게 하고, 따뜻한 물로 샤워를 해서 몸을 이완시킨다. 당장은 수면 장애가 해소되지 않더라도 꾸준히 시도하는 것이 중요하다.

아침 기상도 15분 당기기

수면 장애 환자들의 또 다른 공통점은 기상 시간이 매우 불규칙하다는 것이다. 잠을 설치고, 자주 깨기 때문에 일정한 시간에 잠들고 일어나는 습관을 갖는 것이 어렵다. 일단 잠이 들면 한꺼번에 몰아서 자 버린다. 그리고 또다시 불면증으로 며칠, 몇 달을 고생한다.

　15분 일찍 잠들기를 시작했다면 기상 시간도 조금씩 당겨 보길 권한다. 몸에 가장 좋은 기상 시각은 아침 햇살을 볼 수 있는 시각이다. 우리 뇌는 햇살을 쐬면 아침이라고 인식해 수면호르몬인 멜라토닌의 분비를 멈춘다. 해가 뜨기 시작하는 시간에 일어나면 생체 시계의 재설정도 쉽게 이루어진다. 앞서 강조한 것처럼 역시 가장 중요한 것은 일관성이다. 일찍 자고 일찍 일어나면 몸의 리듬이 안정되어 수면의 질도 좋아진다.

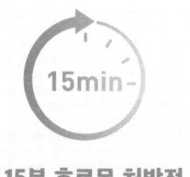

하루 15분 호르몬 처방전 4

티타임으로
세로토닌을 춤추게 하라

차의 온기가 마음도 따뜻하게 한다

차를 마시는 행위는 동서양에서 몸과 마음을 챙기는 전통문화로 알려져 있다. 동양에서 차 문화는 '정행검덕精行儉德' 즉 맑은 정신과 검소한 덕을 기르는 행위였다. 차를 마시며 잡념을 내려놓고 마음을 고요하게 만드는 행위는 명상과 자기 성찰의 시간이라는 의미도 있다. 서양에서 차 문화는 휴식과 재충전의 시간으로 자리를 잡았다. 영국에서는 오후 4시경 차와 다과를 즐기며 교제도 하고 휴식을 취하는 티타임 문화가 발달했다.

현대에서의 차는 사람들을 만날 때 마실 거리로 대중화됐다. 더불어 오롯이 차를 위해 시간을 내는 사람들도 많아졌다. 홀로 휴식하며 재충전을 위해 차를 마시는 일종의 취미 생활이자 마음과 함께 몸도 챙기는 좋은 습관이다.

코르티솔은 내리고
세로토닌은 올리고

차에는 여러 효능이 있다. 그중 가장 큰 것이 진정 효과다. 찻잔을 쥐었을 때의 온기, 찻잎에서 우러나오는 향기, 차를 마신 뒤에 입안에 남은 회감(回甘, 쓴맛 뒤에 돌아오는 단맛)을 느끼는 사이 몸도 마음도 진정된다.

차의 주요 성분은 테아닌Theanine과 카페인Caffeine이다. 테아닌은 아미노산의 일종으로 감칠맛과 함께 부드러운 맛을 내는 주요 성분이다. 테아닌은 심신을 안정시키고 코르티솔 억제를 돕는다. 카페인은 커피에도 들어 있는 각성 성분이다. 아드레날린Adrenaline 분비를 촉진해 각성 효과를 낼 수 있다. 카페인의 효과가 강해지면 불안감이 올라오고 심박수가 증가한다. 그러나 차의 경우 테아닌이 카페인의 과도한 각성

작용을 억제해 흥분 없이 맑은 정신과 차분한 집중력을 유지하게 해 준다. 몸이 이완되면 세로토닌 분비가 늘면서, 긴장은 줄고 긍정적인 기분을 느끼게 된다.

자기만족을 위한 시간 만들기

차를 마시는 동안 우리 몸속에서 코르티솔, 카페인, 테아닌, 아드레날린, 세로토닌이 밸런스를 찾아간다. 몸과 마음의 안정을 주는 시간을 적극적으로 활용할 필요가 있다.

하루 15분이면 차의 효능을 통해 심신의 안정을 유도할 수 있다. 시간은 준비 단계 5분, 차 마시기 7분, 정리하기 3분으로 배분한다. 준비 단계에서는 차와 찻잔을 꺼내고 따뜻한 물을 준비한다. 잔잔한 음악도 준비하고 풍경이 좋은 곳도 찾아본다. 차를 마실 때는 핸드폰은 내려놓고 찻잔 속 차가 우러나는 것에 집중한다. 다 마신 후에는 잠깐 멍하니 앉아 있어도 좋고, 기분이 좋았던 일들을 떠올리며 자신을 돌아보는 것도 좋다. 찻잔을 정리하며 몸과 마음이 차분해진 상태를 경험할 수 있다.

하루15분 호르몬 처방전 5

자외선을 막는 외출 준비법

어디든 나가야 활력이 생긴다

나이가 들수록 외출이 필요하다. 외출은 호르몬 밸런스를 맞추는 데 긍정적인 영향을 주며, 우리의 몸과 마음을 젊게 만든다. 집 밖에서 쬐는 햇볕에는 멜라토닌이 있어 생체 시계를 리셋시키고, 자외선에 의한 비타민 D 합성으로 뼈도 튼튼해진다. 기분을 좋게 하는 세로토닌은 행복감과 안정감을 주고, 외출 시 기분 좋은 흥분은 엔도르핀Endorphin을 증가시켜 통증을 완화시키고 스트레스도 낮춰 준다.

외출이 몸과 마음에 주는 긍정적 영향도 상당하다. 가까운

곳들을 걸어 다니는 것은 근력 유지와 균형 감각을 향상시킨다. 외출하면서 만나는 사람들과의 대화는 새로운 정보로 들어와 뇌를 자극해 자연스럽게 기억력과 판단력을 높여 준다. 사회적 고립을 막아 외로움과 우울증도 줄일 수 있다. 활력 있는 삶을 위해 외출은 반드시 필요하다.

자외선을 최대한 막으려면

"어디에 가서 누구를 만나 어떤 일을 할까?" 외출 계획을 짤 때 이보다 먼저 확인해야 할 것은 따로 있다. 바로 날씨와 미세먼지다. 자외선이 강한 날은 특별히 평소보다 더 대비를 해야 한다.

자외선은 피부의 DNA를 직접적으로 파괴하고, 노화와 염증을 유발하는 물질을 생성한다. 자외선 A^{UVA}와 B^{UVB} 모두 직접적인 영향을 끼친다. 자외선 A는 파장이 길어 피부의 진피층까지 침투한다. 콜라겐을 분해하는 효소를 생성하고 활성산소를 대량으로 만들어 피부노화를 가속화한다. 자외선 B는 파장이 짧아 표피와 진피의 경계에 영향을 미친다. DNA에 직접적 손상을 미치고 멜라닌 색소를 생성하며 일광화상을 일으킨다. 자외선 A와 B 모두를 차단하는 자외선 차단제는 피부 침착과 일광 화상을 예방하고 주름이 깊이 패는 것도 예방한다.

그렇다면 외출 시 자외선 차단제를 언제, 얼마나, 어떻게 발라야 할까? 먼저 언제 바르냐가 중요하다. 자외선 차단제는 바른다고 즉시 효과가 나타나지 않는다. 최소한 외출하기 15분 전에는 발라야 피부에 완전히 흡수되어 방어막을 형성할 수 있다. 바르는 양은 생각한 것보다 넉넉하게 바르는 것이 좋다. 얼굴만 바르는 것이 일반적인데 목이나 손, 귀 등 옷으로 가려지지 않는 곳은 모두 발라야 한다. 모든 부위에 500원 동전 크기만큼 충분히 발라야 효과가 있다.

자외선 차단제를 고를 때는 SPF와 PA 수치를 확인해야 한다. SPF는 자외선 B를 얼마나 차단할 수 있는가를 나타내는 수치로 높을수록 차단 효과가 크다. PA는 자외선 A 차단 정도를 나타내는 것으로 플러스(+)가 많을수록 차단 효과가 높다. 다만 자외선 차단제만으로 100% 막을 수는 없으므로 모자나 선글라스, 양산 등으로 물리적 방어막을 만드는 것도 중요하다.

건강한 외출 루틴을 만들자

나이가 들면 외출 준비가 번거롭고 집을 정리하고 나가는 것도 부담스럽다. 이럴 때는 외출 루틴을 만들어 활용하는 것이 효과적이다. 3단계로 외출 루틴을 정리하면 걱정 없이 외출을 즐길 수 있다.

먼저 외출 계획을 세우고 날씨와 미세먼지를 확인해 옷을 고른다. 자외선 차단제를 바르고 화장도 마무리한다. 그리고 필수품을 가방에 챙기는데 지갑과 휴대폰, 열쇠, 휴대폰 충전기, 휴지와 위생용품 등이다. 마지막으로 현관문을 나서기 전에 집 안의 안전 상태를 점검한다. 불을 끄고 가스 밸브를 잠그고 창문을 닫고 안 쓰는 전기 플러그를 뽑는다.

하루 15분 호르몬 처방전 6

옥시토신 마사지가 노화를 막는다

스트레스가 줄면 피부가 재생된다

옥시토신은 사회적 유대감, 신뢰, 애착을 형성할 때 분비되는 신경전달물질이다. 따뜻한 포옹이나 스킨십, 마사지를 통해 분비량이 크게 늘어난다. 늘어난 옥시토신은 몸과 마음에 긍정적인 변화를 일으켜 노화의 속도를 늦춘다. 또한 옥시토신은 스트레스호르몬인 코르티솔의 분비를 억제한다. 코르티솔은 세포의 노화, 면역 체계 악화, 염증 유발의 주요 원인으로 꼽히기도 한다. 마사지를 통해 옥시토신 분비를 늘리면 스트레스가 노화를 앞당기는 고리를 끊을 수 있다.

옥시토신 분비로 염증이 줄면 피부세포의 재생이 수월하게 이루어진다. 피부세포의 재생은 탄력 유지와 주름 개선에 영향을 준다. 마사지로 혈액순환이 좋아지면 피부에 영향 공급이 원활해져 피부 상태가 좋아진다. 더불어 옥시토신이 가져오는 안정감은 우울감과 외로움을 사라지게 한다. 스트레스를 줄이고, 염증 반응을 억제하고, 심리적 안정감을 높이는 것으로 노화의 속도는 늦춰지고 젊음으로 회복되는 방아쇠를 당길 수 있다.

마사지는 스스로 할 수 있는 스킨십으로, 타인과의 접촉만큼 효과적이다. 자신의 몸을 어루만지며 상태를 점검할 수 있고, 이상 유무도 파악할 수 있어 일석이조다. 실제 마사지 중 종양을 발견하는 경우도 심심치 않다.

긴장을 풀고 활력을 되찾는 15분 마사지

하루 15분 마사지로 옥시토신 분비를 촉진할 수 있다. 맨손으로 하면 피부 마찰이 생길 수 있으므로 가벼운 크림이나 오일을 이용하는 것이 좋다. 따뜻한 물 한 잔을 마시고 시작하면 혈액순환에도 도움이 된다.

　마사지 부위는 크게 목과 어깨, 두피와 얼굴, 손과 팔로 구분한다. 각각 5분씩이면 충분하다. 목과 어깨는 긴장이 가장 많이 쌓이는 부위다. 손가락을 고리 모양으로 만들어 뒷목과 머리가 만나는 지점을 눌러 준다. 좌우로 고개를 돌려 유연성을 찾는다. 이때 어깨는 한쪽 손을 반대쪽 어깨에 올려 손가락으로 근육을 잡아 준다. 어깨의 튀어나온 부분을 누르며 주물러 주면 된다.

　얼굴과 두피 마사지는 혈액순환을 도와 피로를 푸는 데 효과적이다. 두피는 손가락 끝을 이용해 정수리부터 관자놀이, 목덜미까지 원을 그리며 마사지한다. 톡톡 두드려 주는 것도 좋다. 얼굴은 미간, 눈썹 위, 콧방울 옆, 턱선을 지그시 눌러 준다. 눈썹 뼈와 눈 아래 부위를 부드럽게 쓸어 주면 눈의 피로를 푸는 데 도움이 된다.

　손과 팔은 특히 스마트폰과 컴퓨터 사용으로 지치기 쉽다. 손가락으로 팔뚝 전체를 주물러 주고, 팔꿈치부터 손목까지 쓸어 주면 혈액순환에 도움이 된다. 양손을 비벼 온기를 더한 후 손가락 하나씩을 잡고 쓸어 주거나 당겨 준다. 손바닥의 패인 곳을 엄지손가락으로 누르면 속까지 편안해진다.

하루15분 호르몬 처방전 7

40도 이하 반신욕으로 불면증을 치료한다

체온이 알려 주는 수면의 비밀

물놀이를 하면 화장실이 급해지는 사람들이 있다. 물을 마신 것도 아닌데 왜 그럴까? 이는 우리 몸이 체온을 조절하는 방법이다. 수영장에 들어가면 외부에 열을 빼앗기지 않기 위해 피부 근처의 혈관이 수축된다. 이때 몸의 중심부로 모아진 혈액이 이뇨 작용을 촉진해 화장실에 가고 싶어진다.

반대로 저녁이 되면 우리 몸은 손과 발의 말초혈관을 확장시켜 내부의 열을 외부로 방출하기 시작한다. 이 과정에서 심부 체온이 낮아진다. 심부 체온이 떨어지기 시작하면 뇌에서 '이제 잘 시간'이라는 신호로 인식하고 멜라토닌의 분비량을 증가시킨다. 체온이 낮아져 신진대사가 줄어들면 몸과 마음이 모두 이완되고, 쉽게 잠에 빠지게 된다.

따뜻한 물에 몸을 담그면

심부 체온을 떨어트리는 것은 불면증을 해결하는 방법 중 하나다. 반신욕은 심부 체온을 떨어트리기 좋다. 반신욕을 할 때는 일시적으로 몸의 표면 온도가 올라간다. 그러나 욕조에서 나오면 올라갔던 체온이 급하게 내려가면서 몸속 깊은 곳의 온도가 효율적으로 낮아지게 된다.

따뜻한 물에 몸을 담그면 온도 변화 외에 혈액순환 개선, 근육 이완 및 통증 완화, 면역력 증진 효과를 볼 수 있다. 혈관이 확장되면 순환이 원활해지고 혈압이 낮아져 일시적으로 심장의 부담을 줄인다. 따뜻한 온도는 뭉친 근육을 풀어 주고, 신경계에 진정 효과를 가져와 근육통이나 관절염에 도움이 된다. 부력으로 관절에 가해지는 압력도 준다. 체온이 올라가면 면역세포가 활성화되어 면역력 강화에도 긍정적 영향을 미친다.

15분 반신욕이 만드는 미라클 수면

반신욕은 여러 이점이 있지만 잠을 잘 자고 싶다면 잠들기 1~2시간 전에 40도 이하 온도에서 약 15분간 진행하는 것이 좋다. 반신욕 자체는 인체의 온도를 끌어올린다. 욕조에서 나와서 체온이 떨어지고 멜라토닌이 분비되기까지 1~2시간이 필요하다. 잠드는 시간을 고려해 늦은 시간에 하지 않도록 한다.

온도는 너무 뜨겁지 않은 것이 좋다. 뜨거운 물은 인체를 흥분시켜 수면에 방해를 가져올 수 있다. 또한 심부 체온을 너무 끌어올리면 탈수증상이 나타나는데 몸속에 수분이 부족해지면 어지러움과 두통이 생기기 쉽다. 극심한 피로감이 찾아오는 것도 탈수 때문이다. 혈관의 과잉 확장은 기립성 저혈압의 원인이 된다.

시간은 15분을 넘기지 않기를 권한다. 피부가 장시간 물에 잠겨 보호막이 손상되면 쉽게 건조해진다. 가려움증은 물론 아토피 피부염도 악화시킬 수 있다. 어떤 일이든 과유불급, 아쉬움이 남을 때 욕조에서 나오도록 한다.

하루 15분 호르몬 처방전 8

수면 유도 스트레칭이 잠의 질을 높인다

어깨는 왜 자주 뭉칠까?

몸이 이상하다고 느낄 때 우리는 흔히 어깨를 주물러 본다. 그때 통증이 느껴지면 과로나 피로를 의심한다. 현대인에게 어깨 통증은 첫 번째 이상 신호다. 컴퓨터나 스마트폰을 일상적으로 사용하면서 거북목이 많아졌다. 그렇잖아도 머리 무게를 지탱하기 위해 끊임없이 어깨 근육을 사용해 긴장과 수축이 잘 일어난다. 거북목 자세는 어깨에 심한 부담을 준다. 젖산 같은 피로물질이 쌓여 어깨 근육이 딱딱해지고 뭉치게 된다.

게다가 어깨는 스트레스에 가장 민감한 부위 중 하나다. 조금만 무리해도 곧바로 통증으로 이어진다. 스트레스와 불안이 많아지면 자신도 모르게 어깨가 움츠러들고 근육이 긴장된다. 긴장된 근육 속 혈관들은 압박을 받아 순환이 방해된다. 순환이 원활하지 않으면 '담에 걸렸다'고 표현하는 근육 뭉침으로 이어진다.

근육 뭉침도 불면증의 이유가 된다

근육의 긴장은 불면증의 원인 중 하나다. 편안히 잠들기 위해서는 심박수와 호흡수가 느려지고 근육이 이완되어야 한다. 그런데 이와 반대로 근육의 긴장이 계속되면 잠에 빠지기 어려운 상태가 된다. 수면 자세에도 악영향을 끼친다. 어깨, 목, 허리 근육이 뭉치면 편안한 자세로 잠들기 어렵고, 자는 동안에도 통증을 느낄 수밖에 없다. 아파서 잠에서 깨게 되면 깊은 수면은 어렵다고 봐야 한다. 수면 중 다리가 쑤시고 떨리는 하지불안 증후근도 수면의 질을 떨어트린다.

15분 수면 유도 스트레칭

스트레칭은 긴장을 풀어 주고 부교감 신경을 활성화해 편안하게 잠을 잘 수 있도록 돕는다. 잠들기 15~20분 전 실시하는 게 효과적이다. 무리하지 말고 천천히 부드럽게 하는 게 가장 좋다.

1. 가슴으로 무릎 당기기

효과 허리, 엉덩이, 복부 근육의 긴장을 풀어 준다.

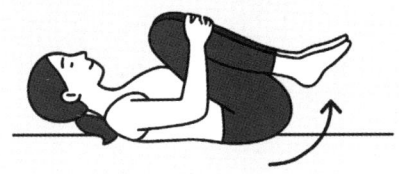

① 천장을 보고 바로 누운 상태에서 두 다리를 접어 무릎을 가슴 쪽으로 당긴다.
② 양손으로 무릎을 감싸 안고 30초간 유지한다.
③ 천천히 숨을 내쉬면서 허벅지로 복부를 부드럽게 누른다.
④ 무릎을 풀고 잠시 휴식한다.
⑤ 3회 반복한다.

2. 어린이 자세

효과   온몸의 긴장을 완화하고 심신을 안정시킨다.

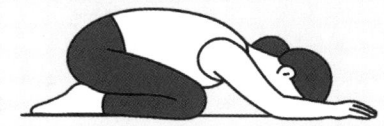

① 무릎을 꿇고 앉아 상체를 앞으로 숙여 이마를 바닥에 댄다.

② 팔은 앞으로 쭉 뻗거나 몸통 옆에 편안하게 내려놓는다.

③ 자세를 1분에서 3분간 편안하게 유지하며 복식호흡을 한다.

3. 누워서 척추 비틀기

효과   뭉친 등 근육과 허리, 척추를 부드럽게 풀어 준다.

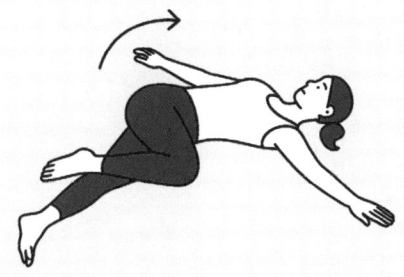

① 등을 바닥에 대고 바로 누운 상태에서 양팔을 옆으로 벌린다.

② 무릎을 세우고 한쪽 다리를 반대쪽 무릎 넘어로 넘긴다.

③ 30초간 유지하고 양쪽을 반복한다.

3

기분 조절부터
치매 예방까지
호르몬에서 답을 찾다

내 몸을 공격하는 스트레스, 코르티솔을 알면 해법이 보인다

곰을 만나면 누가 나를 구해 주지?

산속에서 곰을 만나면 몸은 어떻게 반응할까? 우리 몸은 즉시 강력한 각성 상태가 된다. 그리고 근육으로 가는 혈액을 증가시켜 즉각적인 행동을 지원하는데 심박수가 빨라지고 혈압이 올라간다. 스스로도 두근거리는 심장, 가쁜 숨, 떨리는 몸, 긴장된 근육을 느낄 수 있다. 더불어 동공은 확장되고, 시야는 넓어지며, 감각이 예민해진다.

이 모든 것을 가능하게 하는 것은 스트레스호르몬들이다.

스트레스호르몬이 투쟁 도피 반응을 일으킨 덕분에 우리는 어느 때보다 빨리 달릴 수 있고, 겁 없이 나무를 오를 수도 있으며, 젖 먹던 힘까지 발휘해 곰과 싸울 수 있다.

넘치면 모자람만 못하다

생명을 유지시켜 주는 고마운 스트레스호르몬이 요즘은 애물단지 취급을 받는다. 여기저기서 "스트레스 때문에 못 살겠다"고 이야기한다. 과하게 분비된 스트레스호르몬이 우리 몸에서 독으로 작용하기 때문이다.

순간적으로 분비되고 일시에 멈추는 스트레스호르몬은 큰 문제가 되지 않는다. 일례로 아드레날린이라고도 불리는 에피네프린Epinephrine과 노르에피네프린은 위협을 인지하면 가장 먼저 분비되지만, 지속 시간이 길지는 않다. 위기 상황이 사라지면 두 호르몬의 영향으로 높아졌던 심박수와 혈압은 제자리로 돌아온다. 도파민과 세로토닌도 마찬가지다. 순간 집중력을 높이고 위험을 빠르게 인지하도록 하지만, 위기 상황에서 벗어나면 재흡수를 통해 밸런스 상태로 돌아간다.

문제는 많이 분비되고 오래 유지되는 스트레스호르몬이

다. 대표적으로 코르티솔은 스트레스 반응이 장기화될 때 우리 몸이 충분한 에너지를 공급받도록 혈당을 높이고, 면역반응을 억제해 에너지 소모를 줄인다. 전투에서 부상을 입은 전사들이 통증을 잊고 계속해서 싸울 수 있는 이유도 코르티솔 덕분이다.

노화를 촉진하는 코르티솔

누적된 스트레스는 40~50대 이르러 비만, 고혈압, 심장 질환, 당뇨 등의 성인병이 폭발적으로 증가하게 만든다. 스트레스로 코르티솔의 분비가 늘어나면 염증은 늘고, 면역 시스템은 망가지고, 비만, 당뇨, 고혈압이 연쇄적으로 일어난다.

그 시작은 코르티솔이 탄수화물을 빠른 속도로 분해해 혈당을 높이는 것이다. 높은 혈당은 당뇨의 원인이 된다. 더불어 포도당이 깨끗하게 대사되지 않고 찌꺼기가 남아 인체 조직 곳곳에 결합하는 '당화반응 Glycation'이 나타난다. 결합된 당은 단백질 구조를 변화시켜 고유의 기능을 잃게 한다. 당뇨가 생기면 점차 피부가 탄력을 잃고 얇아지는 것도 이 때문이다.

코르티솔의 면역 억제 반응도 노화의 주범이다. 염증이 생기고 치유되는 과정에서 세포가 늙는다. 노화된 세포는 스스로 염증인자를 만들고, 또 다른 노화로 이어진다. 면역 시스템이 제대로 작동되지 않으면 노화에도 가속도가 붙는다.

스트레스를 관리하면 노화도 관리된다

현대인에게 코르티솔 분비가 많아지는 이유는 만성적 스트레스와 나쁜 생활 습관 때문이다. 물리적으로는 과로, 야근, 성과 압박 등 과도한 업무와 경쟁이, 정신적으로는 사람들 사이에서 생기는 갈등, 소외감, 고독감 등이 스트레스를 더한다. 여기에 더해 불규칙한 수면과 식습관, 과도한 설탕과 카페인 섭취, 운동 부족 등 나쁜 생활 습관도 악영향을 미친다.

스트레스와 건강은 악순환의 고리로 엮여 있다. 건강이 나빠지면 스트레스가 쌓이고, 스트레스가 쌓이면 건강이 나빠진다. 칼로 무를 자르듯 연결 고리를 끊어 내는 노력이 필요하다. 다행히도 적극적인 노력이 물리적, 정신적, 금전적으로 힘들고 어려운 일은 아니다. 도서에서 소개하는 '하루 15분 호르몬 처방전'으로 충분히 긍정적인 효과를 볼 수 있다.

멜라토닌으로 알츠하이머를 진단할 수 있다?

수면 부족이 치매 확률을 높인다

치매는 한자어다. 어리석을 치癡와 어리석을 매呆를 합한 말인데, 라틴어 'Dementia'를 일본에서 치매로 번역했고, 우리도 이를 받아들여 치매라고 쓰고 있다. 2000년대 초반부터 우리나라에서도 치매라는 말이 일반화됐고, 2008년 정부는 '치매와의 전쟁'을 선포했다.

치매 환자의 증상에 대해 이야기를 들어 보면 수면 장애가 빠지지 않는다. 2023년 미국에서 수면 장애와 치매의 상관관계를 조사해 보니 불면증 증상을 가진 이들의 치매 발생 확률이 잠을 잘 자는 사람들 대비 50% 이상 높은 것으로 나타났다. 수면 부족이 뇌에 아밀로이드Amyloid 축적을 촉진해 알츠하이머를 일으킨다는 주장도 제기된 바 있다. 단백질 성분의 아밀로이드는 뇌에서 작은 덩어리를 형성하는데 이것이 플라크처럼 딱딱하게 굳어 뇌세포를 죽인다. 잠을 충분히 자지 못하면 아밀로이드가 더 많이 만들어진다.

수면 장애와 치매의 상관관계

수면 장애와 치매의 상관관계는 치매 환자의 멜라토닌 수치에서 쉽게 확인할 수 있다. 네덜란드의 뇌 연구소는 알츠하이머 환자와 일반인의 멜라토닌 농도를 비교했는데 알츠하이머 환자의 멜라토닌 농도는 일반인의 5분의 1밖에 되지 않았다.

중국의 안후이 노화 연구소 역시 알츠하이머 초기 단계부터 멜라토닌 효소 수치가 현저히 감소한다는 연구 결과를 발표했다. 또한 대부분의 환자들이 일주기 생체 리듬에서 완전히 벗어난 생활을 하고 있다고 보고했다.

이러한 연구 결과를 바탕으로 최근에는 멜라토닌의 감소를 알츠하이머 진단의 바이오마커(생체지표)로 활용할 수 있다는 주장이 나왔다. 몇 년 안에 알츠하이머의 조기 진단에 멜라토닌 검사가 포함될지도 모를 일이다.

잠자는 시간은 1초도 아까워하지 마라

호르몬을 기준으로 생명의 탄생이란 생체 시계를 만들고 완성하는 것이다. 죽음은 생체 시계가 느려지거나 망가져 활동을 멈추는 것을 의미한다. 수면 장애가 생기고 생체 시계가 망가져 낮과 밤을 구분하지 못하게 되는 것은 죽음에 이르는 여정이라 할 수 있다. 따라서 건강하게 오래 살려면 생체 시계를 조이고, 잘 작동할 수 있도록 기름칠도 해 주어야 한다.

관리의 시작은 잠에서부터 시작된다. 수면 장애를 방치하면 몸에서 동시다발적으로 병이 생긴다. 면역이 떨어져 감기와 심혈관 질환에 잘 걸린다. 인슐린 저항성을 높여 당뇨병과 비만도 심각해진다. 오래 방치하면 암까지 걸릴 수 있다. 반대로 잠을 잘 자면 스트레스는 날아가고 대부분의 통증도 가라앉는다. 나이가 들수록 잠을 자는 시간은 1초도 아까워할 필요가 없다. 수면 장애는 적극적으로 관리하고 치료하면 충분히 개선될 수 있다.

장이 우울하면
뇌도 우울하다

왜 스트레스를 받으면
배가 아플까?

TV 채널을 돌리다 육아 프로그램에서 멈춘 적이 있다. 엉덩이에 뿔이라도 난 듯 못된 말과 행동을 일삼던 자식을 앞에 두고 갑자기 엄마가 배를 잡고 쓰러졌다. 응급실로 실려 간 엄마의 병명은 '스트레스성 위염'이었다.

만병의 근원인 스트레스는 복통과 떼려야 뗄 수 없는 관계다. 조금만 신경을 쓰면 소화가 안 되고 설사나 변비, 복통에 시달리던 이들이 병원에서 가장 많이 듣는 진단명은 '과민대장 증후군'이다. 스트레스성 위염이나 과민대장 증후군 모두 '기능성 위장 장애'로 분류된다. 기질적인 원인이 명확하지 않고 스트레스가 주요 악화 요인으로 꼽힌다.

기능성 위장 장애에서 가장 주목하는 호르몬은 스트레스 호르몬인 코르티솔이다. 코르티솔이 분비되면 위산이 증가하고, 위 점막의 혈류량은 감소한다. 위 운동이 원활하지 않아 위염이나 소화불량이 나타난다. 스트레스성 위염이 발생하면 장에서는 과도한 수축이나 이완이 나타나고 감각 과민성이 나타난다. 장내 미생물 불균형도 동반된다. 바로 과민대장 증후군이다.

다만 기능성 위장 장애의 원인이 코르티솔로 밝혀졌다고 해도 이를 치료로 연결하기는 쉽지 않다. 코르티솔을 억제하기 위해 약을 쓰면 면역력 저하와 혈당 조절 이상 같은 심각한 부작용이 나타난다. 코르티솔을 낮추기 위해서는 우선 스트레스부터 낮추는 것이 급선무다.

세로토닌으로 복통을 치료한다

2000년대 이후부터 세로토닌이 기능성 위장 장애에 영향을 미친다는 연구들이 쏟아졌다. 이전까지는 세로토닌이 뇌에서만 기능한다는 선입견이 있었다. 인간의 감정을 관장하는 곳이 뇌이기 때문이다. 그러나 뇌에서 분비되는 세로토닌은 전체 분비량의 1~2%밖에 되지 않는다. 전체 세로토닌의 80~90%는 바로 소화기관(위장관)에서 분비된다.

세로토닌은 소화기관에서 위와 장을 수축시켜 연동운동을 활성화시킨다. 때문에 스트레스로 세로토닌 밸런스가 무너지면 소화기관에도 즉각적인 증상이 나타난다. 연동운동이 줄어 변비가 생기고, 세로토닌의 분비가 과해지면 설사와 복통을 일으킨다.

세로토닌이 많으면 무조건 좋은 것이 아니냐고 오해하는 이들도 있는데, 과민대장 증후군 환자의 경우 장내 세로토닌 분비량이 증가하거나, 분비된 세로토닌을 다시 흡수시키는 수용체의 기능이 저하되면 장내 세로토닌 농도가 높아진다. 언제나 과한 것은 모자란 것보다 나쁘다.

이를 기반으로 세로토닌을 활용한 복통 치료제가 개발되었다. 세로토닌 수용체의 활동을 억제해 위장관의 세로토닌을 낮추어 구토 증상을 완화하고, 설사형 과민대장 증후군을 개선시킨다.

장이 나쁜 사람은 우울증을 조심하라

장과 뇌는 세로토닌의 직접적인 영향을 받는 장기다. 자연스럽게 뇌와 장의 상호작용도 활발하리라는 추측이 가능하다. 혹시 장이 안 좋은 환자들은 뇌에도 악영향을 받지 않을까? 역으로 장이 좋은 환자들은 정신건강도 좋을까?

2023년 미주리 의과대학 연구팀은 미국의 과민대장증후군 환자 120만 명의 진료 기록을 분석해 뇌와 장의 상호작용을 조사했다. 환자 중 38%가 불안 장애를 앓고, 27%가 우울증을 함께 겪는 것을 확인했다. 일반인의 2배가 넘는 비율이었다.

장이 나쁜 사람들이 정신적으로 취약한 것은 세계적 경향으로 드러났다. 이란의 바볼 의과대학 연구팀의 분석에서도 과민대장 증후군 환자 중 불안 증상과 우울증을 함께 앓고 있는 환자가 50%나 됐다. 일반인의 3배가 넘는 수치였다. 장과 뇌가 연결되듯, 몸과 마음도 연결돼 있다. 세로토닌 밸런스만 무너져도 기능성 위장 장애는 물론, 정신건강에도 문제가 생긴다. 몸과 마음의 건강을 지키고 싶다면 세로토닌 밸런스부터 챙겨야 한다.

에스트로겐 감소가 치매를 일으킨다

왜 여성은 남성보다 치매에 잘 걸릴까?

2023년 조사에 따르면 65세 이상 노인의 치매 유병률은 9.25%로 남성은 8.85%, 여성은 9.57%다. 여성이 남성보다 많지만 약 0.7% 차이로 크게 높다는 느낌은 나지 않는다. 그러나 유병률 격차는 나이가 많아질수록 커진다. 85세 이상 남성 환자는 11.36%인데 비해 여성 환자는 23.34%로 2배 이상 많다. 남녀 유병률의 차이는 전 세계적으로 비슷하게 나타난다.

그렇다면 왜 여성은 남성보다 치매에 잘 걸릴까? 크게 2가지 주장이 제기되고 있다. 첫째는 여성호르몬인 에스트로겐이 인지 능력에 영향을 미친다는 것이다. 둘째는 에스트로겐 등에 의한 항염 효과가 사라지면서 인지 능력이 빠르게 나빠진다는 주장이다.

에스트로겐이 사라지면 인지 능력도 떨어진다

에스트로겐이 인지 능력에 영향을 미친다는 사실은 오래전부터 확인되었다. 1988년, 캐나다 맥길 대학 연구팀은 난소 제거로 에스트로겐이 급감한 여성들을 두 그룹으로 나누어 한쪽에만 에스트로겐을 주기적으로 주사하는 실험을 진행했다. 3개월 후 에스트로겐 주사를 맞은 그룹과 그렇지 않은 그룹의 인지 능력을 확인했는데 에스트로겐을 주입한 쪽이 기억력, 인지 속도, 추리 능력에서 월등히 나은 성적표를 받았다.

후속 연구가 이어져 몇 년 후에 같은 검사를 실시했고, 에스트로겐 주사를 맞은 그룹은 인지 능력의 변화가 거의 없었지만 그렇지 않은 그룹은 인지 능력이 현저히 떨어진 것을 확인했다. 실제로 에스트로겐은 뇌의 혈류량을 증가시켜 호르몬을 매개하고, '정보의 변전소'로 불리는 뇌의 시냅스 형성을 촉진하며 두뇌세포의 사멸을 막는다. 따라서 폐경은 단순히 월경의 중단이 아닌 여성의 신체적, 정신적 건강을 돌아보아야 할 중요한 시기라 하겠다.

염증과 치매의 상관관계

그렇다면 염증은 치매에 어떤 영향을 미칠까? 우리 몸에는 면역반응과 염증반응을 조절하는 '사이토카인Cytokine'이 존재한다. 사이토카인은 호르몬과 비슷하게 수용체와 결합해 세포의 신호 전달 경로를 활성화하고 특정 유전자를 발현시키거나 효소를 활성화시킨다.

   호르몬과 사이토카인은 모두 세포 간 소통을 담당하는 화학 메신저인 셈이다. 그런데 호르몬과 사이토카인은 역할과 생산 과정, 작용 범위 등에서 차이가 있다. 호르몬이 성장과 대사, 생식에 관여한다면 사이토카인은 면역 및 염증의 반응을 조절한다. 호르몬은 특정 내분비선에서 생산되지만 사이토카인은 면역세포, 내피세포, 섬유아세포 등 다양한 세포에서 생산된다. 작용 범위도 혈액을 타고 전신으로 이동해 작용하는 호르몬과 달리 사이토카인은 분비된 주변에만 영향을 미친다.

한편 염증이 치매에 어떤 영향을 미치는지 확인하기 위해 과학자들은 쥐에게 염증을 일으키는 사이토카인을 주입하는 실험을 진행했다. 사이토카인을 주입받은 쥐는 기억력이 현저히 감소했는데, 신기하게도 사이토카인에 대한 항체를 주입하자 기억력이 단숨에 회복되었다. 이 실험을 통해 염증이 인지 능력에 영향을 미친다는 주장은 사실로 입증되었다.

골든 타임 가설에 대하여

그렇다면 치매 예방을 위해 에스트로겐을 보충해 주는 것은 어떨까? 서양에서는 여성의 건강 주도권을 지키는 호르몬 보충 요법HRT이 활성화되어 있다. 그러나 갱년기를 다루는 5장에서 상세히 설명하겠지만, 호르몬 보충 요법은 논란의 여지도 많다. 민감한 호르몬의 교란으로 인해 유방암, 뇌졸중, 심장마비의 위험이 증가한다는 연구 결과가 있다.

호르몬 보충 요법을 시작하는 시기에 대해서는 폐경 10년

이내, 또는 60세 이전에 시작해야 한다는 주장이 받아들여지고 있다. 골든 타임을 지켜야 심혈관 보호, 인지 능력과 골밀도 유지 등의 긍정적인 효과를 얻을 수 있기 때문이다. 종합해 보면 치매라는 질병을 예방하기 위해 급작스럽게 떨어지는 에스트로겐을 유지하는 것은 매우 유의미한 노력이다. 가능하면 이른 시기부터 적극적으로 대처하기를 권한다.

마음의 온도를 조절하는 갑상선호르몬

당연하면 소중한 걸 모른다더니

몇 달 만에 체중이 10kg 가까이 빠진 환자가 진료실을 찾았다. 식욕이 느는데도 불구하고 살이 빠지고 땀을 많이 흘린다고 했다. 날이 많이 더워진 것도 아닌데 홀로 더위에 민감해져 일상이 고역이라면서 병원에 오는 길이 만 리나 되는 것 같았다고 하소연이다.

똑같이 피로감을 느끼는데 증상이 다른 환자도 있다. 더위 대신 추위를 많이 타는 이 환자는 식욕은 주는데 체중이 늘어 고민이다. 특히 얼굴과 손발이 부어 지인들조차 얼굴을 알아보기 어려울 정도다. 탈모와 변비로 컨디션까지 엉망이라 어느 과를 가야 할지 고민하다 혹시나 하는 마음에 내분비과를 찾았다고 했다.

　두 환자는 각기 다른 증상을 겪고 있지만 문제가 생긴 곳은 같다. 갑상선호르몬은 온도 유지와 에너지 대사를 포함한 생명 활동을 관장한다. 평상시는 조용히 제 할 일을 하기 때문에 존재조차 모르는 사람들이 많다. 그러나 일단 한번 밸런스가 무너지면 근육, 뼈, 간, 심장 그리고 뇌까지 몸 여기저기에서 문제가 생긴다.

여성의 갑상선 질환 발병률이 5배 이상 높은 이유

갑상선 질환의 대표적 특징은 여성 환자가 압도적으로 많다는 점이다. 우리나라도 80%가 여성 환자다. 저하증, 항진증, 갑상선암 등 주요 질환의 여성 환자 비중도 70~83%로 높게 나타난다. 과학자들이 밝혀낸 이유는 염색체의 차이이다. 여성의 성염색체는 XX이고, 남성의 성염색체는 XY이다. X염색체는 Y염색체보다 3배 이상 길거나 크다. 당연히 염색체

안에 들어 있는 유전자도 많다. 그 안에는 면역계를 조절하는 유전자와 면역에 영향을 미치는 유전자도 포함된다. 여성이 남성보다 유전자를 더 많이 갖고 태어난 덕분에 바이러스나 균, 독에 더 강하게 반응한다. 실제 여성의 자가면역 질환 발병률은 남성의 2~5배에 이른다.

여기서 끝이 아니다. 에스트로겐의 감소는 여성이 갑상선 질환에 많이 걸리는 원인이기도 하다. 40~50대에서 여성의 갑상선 질환이 대폭 증가하는 양상을 보이는데, 폐경을 앞두고 곤두박질치는 에스트로겐 때문이다. 에스트로겐이 줄면 자가면역 질환의 발생 위험이 높아지고, 갑상선을 침입자로 오인해 공격하는 질환인 '하시모토 갑상선염'이 늘어난다.

마음의 병, 갑상선에서 답을 찾다

여성뿐만 아니라 전체 인구에서도 갑상선 질환 환자가 꾸준히 늘고 있다. 미국 갑상선협회는 미국 인구의 12%가 갑상선 질환을 앓는다고 보고했고, 우리나라도 2030에 발병해 4060에서 환자가 느는 양상이 나타나고 있다. 2020년 약 60만 명이던 환자는 2023년 68만 명으로 증가했다. 연평균 4.6%의 증가율이다.

갑상선 질환 환자가 늘어나면서 이상 증상에 대한 연구도 활발해지고 있다. 갑상선호르몬과 정신건강의 연결 고리를 파악하는 연구가 대표적이다. 최근에는 감정의 기복, 설명할 수 없는 불안감, 깊은 무기력과 같은 마음의 병이 나타날 때 갑상선 질환의 증상 중 하나가 아닌지 점검해 보라는 정신과 의사들도 늘어나고 있다.

갑상선호르몬 이상이 마음에 미치는 영향은 크게 불안(과도한 활력 동반)과 무기력(우울의 늪)이다. 갑상선 기능 항진증에 걸리면 몸의 대사 속도가 빨라져 체중 감소나 두근거림이 나타나는데 이때 신경과민과 불안, 초조, 감정 기복, 불면증과 집중력 저하가 동반되기 쉽다. 심한 경우 공황 장애나 조증과 유사한 증상이 나타나기도 한다.

갑상선 기능 저하증은 자동차의 엔진이 꺼져 가는 상황과 비슷해서 몸의 모든 기능이 느려진다. 육체적 피로와 함께 의욕 상실, 무기력, 기억력 저하, 집중력 감퇴, 우울감이 쉽게 동반된다. "나는 왜 이렇게 힘이 없고 의욕이 없을까?"와 같은 자책은 정신과적 증상에 큰 악영향을 미친다.

호르몬 조절로 마음을 움직이자

갑상선 기능 저하증과 항진증은 조기에만 발견하면 큰 부작용 없이 약으로 치료할 수 있다. 다만 완치의 개념이 없기 때문에 평생 약을 복용해야 하는 부담이 있을 수 있다. 정기적으로 갑상선호르몬 수치를 검사하며 약의 용량과 치료 방식을 조정하는 불편도 감수해야 한다.

최선은 당연하게 생각하는 건강의 소중함을 일찍부터 깨닫고, 예방에 집중하는 것이다. 안타깝게도 현실에서 '소중함을 깨닫는 순간'은 평화롭게 찾아오지 않는다. 큰 고통과 어려움을 겪은 후에야 찾아온다. 미리 소중함을 알고 관리한다면 질병의 고통과 어려움을 피할 수 있다.

특히 정신건강 면에서 갑상선호르몬은 마음과 몸의 보이지 않는 연결 고리 역할을 한다. 갑작스런 피로와 함께 불안하거나 무기력증이 느껴진다면 갑상선 질환을 의심해 보아야 한다. 갑상선호르몬 이상에 의한 정신적 문제들은 갑상선 기능들이 회복되면서 자연스럽게 좋아진다. 호르몬을 잘 유지하고 관리하면 마음도 잘 유지하고 관리할 수 있다는 점을 기억해 두자.

제3형 당뇨병이 된 치매

뇌에도 인슐린이 있다?

인간에게 가장 중요한 장기가 무엇인지 물었을 때 뇌라고 대답하기를 주저하는 이는 없을 것이다. 차가운 이성도 따뜻한 감성도 모두 뇌가 만들어 낸 결과물이다. 뇌가 없다면 인간의 의식도 없다. 소중한 뇌를 보호하기 위해 인체는 2가지 안전장치를 유지하고 있다. 첫째는 단단한 두개골이다. 물리적인 손상에서 뇌를 보호한다. 둘째는 유해 물질로부터 뇌를 보호하는 '혈뇌장벽BBB; Blood-Brain Barrier'이다. 혈뇌장벽은 병원균, 독소, 유해 화학물이 뇌로 침투하는 것을 막는다.

혈뇌장벽 때문에 뇌는 포도당만을 에너지원으로 활용할 수 있다. 혈뇌장벽의 수송체는 포도당만을 선택적으로 인지해 혈액에서 뇌조직으로 능동적으로 운송한다. 특히 혈액 속 포도당 농도가 뇌의 농도보다 높을 때 뇌 안으로 빠르게 이동시켜 준다.

과거에 연구자들은 뇌에 인슐린이 있어선 안 된다고 생각했다. 포도당을 낮추는 인슐린이 작용하면 뇌세포가 적절한 에너지원을 공급받지 못해 사망에 이를 수도 있기 때문이다. 당연한 추론을 바탕으로 인슐린이 혈뇌장벽을 통과하지 못한다는 논문이 발표되기도 했다.

그러나 20세기 중반에 기이한 일이 벌어졌다. 쥐나 개의 뇌에서 인슐린이 확인된 것이다. 그렇다면 인간의 뇌에도 인슐린이 존재하지 않을까? 합리적인 의심은 인간의 뇌에 대한 연구를 부추겼고, 결국 다양한 실험들을 통해 인간의 뇌에도 높은 농도의 인슐린이 존재한다는 것이 밝혀졌다.

뇌도 당뇨병을 앓는다

그렇다면 뇌에서 인슐린은 어떤 역할을 할까? 연구자들이 개코원숭이를 대상으로 실험한 결과, 뇌실에 인슐린을 투여하자 서서히 살이 빠지기 시작해 다이어트에 성공했다. 큰 쥐와 덩치가 비슷한 마멋에게 비슷한 실험을 실시했을 때도 동일한 결과가 나왔다. 마멋은 겨울에 동면을 하고 여름에는 왕성하게 먹이를 찾는데, 여름에 인슐린을 투여하자 식사량이 줄면서 살이 빠졌다.

이로써 밝혀진 뇌 속 인슐린의 역할은 혈액 속 인슐린과는 사뭇 비슷하면서 달랐다. 인슐린은 우리가 밥을 먹을 때 올라간 혈당을 낮추고 간접적으로 식욕을 억제하는 기능도 한다. 뇌 속 인슐린도 뇌 자체의 포도당 대사를 조절함과 동시에 자율신경계를 통해 간과 근육에 신호를 보내 혈당 조절에 적극적으로 영향을 미친다. 뇌 속 인슐린은 신체 전체의 혈당 조절 능력이 뛰어나 살이 빠지는 효과까지 나타내는 것이다.

그런데 뇌 속 인슐린이 제 역할을 하려면 조건이 따라붙는다. 뇌의 세포들이 인슐린에 적당한 반응을 해야 한다. 인슐린 저항성(인슐린 농도가 높아도 이에 적절히 반응하지 못하는 상태)이 생기면 뇌세포도 포도당을 흡수하지 못한다. 뇌가 당뇨병을 앓으면 신경세포의 퇴행이 가속화될 뿐만 아니라 그 끝에는 치매라는 질병이 기다리고 있다.

알츠하이머가 제3형의 당뇨병으로 불리게 된 사연

유럽 5개국의 공동 연구에서 당뇨병이 치매를 부추긴다는 사실이 밝혀졌다. 구체적으로 당뇨 환자 중 치매 비율은 점차 늘고 있다. 유럽의 연구에서도 70세 노인 1,000명 중 당뇨 없이 치매에 걸린 사람은 8.9명이었지만 당뇨 5년차는 10명, 당뇨 6~10년차는 13명, 당뇨 10년차 이상은 18.3명으로 늘어났다.

피가 끈적끈적해져 혈관이 막히는 고혈당 상태가 되면 혈관이 좁아지고 혈압이 높아진다. 뇌로 피를 보내는 것이 어려워지면서 뇌졸중이 생길 수 있다. 당뇨병 환자에게 찾아오는 저혈당도 뇌에 치명적인 영향을 미친다. 포도당이 줄어 에너지를 공급받지 못하는 경우가 잦아지면 기억력 감퇴, 어지러움은 물론 치매로까지 이어질 수 있다. 최근에는 알츠하이머가 '제3형 당뇨병'으로 불리기 시작했다. 뇌에 인슐린이 많아지거나 인슐린 저항성이 높아지면 알츠하이머 원인 물질의 생성이 촉진되고, 신경세포의 에너지 대사가 원활하지 않아 치매로 진행되는 것이다.

치매를 일으키는 당뇨병, 어떻게 예방할까?

치매를 예방하려면 뇌에서 인슐린 저항성이 생기지 않도록 해야 한다. 일찍부터 당뇨병을 예방할수록 치매도 예방할 수 있다. 문제는 세상에 맛있는 음식이 넘쳐 난다는 것이다. 달고 기름진 음식은 당뇨를 일으키는 탄수화물 중독의 주요 원인이기도 하다.

흔히 '중독'이라고 하면 술이나 도박, 게임 등을 생각하지만 인슐린 저항성을 불러오는 탄수화물도 중독의 대상이다. 수십만 년을 기아에 허덕였던 인류에게 포도당이 공급되면 도파민이 증가해 기분이 좋아진다. 특히 혈당 스파이크를 일으키는 고탄수화물 음식을 먹으면 또 먹고 싶다는 강력한 보상 신호가 만들어진다. 부드럽고 쫄깃한 식감은 편안함과 즐거움을 주기도 한다.

당뇨를 예방하고 치료하는 첫 번째 솔루션은 탄수화물 중독에서 벗어나는 것이다. 흰쌀밥, 빵, 면, 과자 등을 끊어 내야 한다. 적극적으로 대처할수록 치매의 위험에서도 빠르게 빠져나올 수 있다.

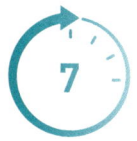

도파민 부족이
퇴행성 질환을 부른다

넘어지는 것이 뭐 그리 대수라고

"이것은 고령자 사고 사망을 불러오는 1위 원인입니다. 주로 집 안에서 발생하며 거실, 침실, 욕실이 가장 위험합니다. 이것은 무엇일까요?" 청중들은 의아한 얼굴로 서로를 바라본다. 안전하다고 생각하는 집 안에서 사망까지 불러오는 위험천만한 사고가 발생한다니? 영 모르겠다는 눈치다. 정답은 낙상이다. 건강한 사람들은 "넘어지는 일이 뭐 그리 대수랴?" 하고 생각할 수 있지만 현실은 그렇지 않다.

노화로 균형 감각, 근력, 시력이 떨어지면 낙상의 위험이 높아진다. 노인 안전사고 중 63.5%가 낙상으로 인한 사고라는 실태 조사도 있다. 계단에서 미끄러지거나, 문턱에 걸려 넘어지거나, 침대에서 내려오다 넘어지면서 타박상부터 골절, 뇌출혈 등 심각한 부상을 입을 수 있다.

낙상 사고 중에도 가장 경과가 안 좋은 것은 고관절 골절이다. 골절 수술을 받은 노인의 수술 후 1년 내 사망률은 40%에 육박한다. 고관절은 엉덩이와 허벅지를 연결하는 관절로, 우리 몸에서 가장 크고 안정적인 관절이다. 상체와 하체를 연결하기 때문에 관절이 골절되면 걷기, 달리기, 앉기까지 모든 신체 활동이 힘들어진다. 활동량 감소, 근육 소실, 폐렴과 요로 감염 등의 합병증으로 이어지기도 한다.

20대에 필요한 도파민이 80대에도 필요한 이유

낙상 사고를 줄이기 위해서는 만성질환을 관리하고, 방에 문턱을 없애거나 화장실에 미끄럼 방지 매트를 까는 등 불안정한 환경을 개선할 필요가 있다. 가장 중요한 것은 신체 능력을 유지하는 것이다.

나이가 들수록 근력과 균형 감각, 신경계 및 반사 능력이 떨어진다. 이를 보완하기 위해서는 도파민이 반드시 필요하다. 흔히 도파민은 젊은이의 호르몬으로 알려져 있다. 도파민이 유도하는 '보상 시스템'은 사랑, 자아실현, 성취, 희생 등에 관여한다. 그러나 도파민이 제대로 빛을 발하는 시기는 이보다 훨씬 뒤이다.

도파민은 인체의 움직임과 팔다리의 의식적인 운동에 관여한다. 그런데 나이가 들어 도파민의 신경세포가 파괴되고 신호 전달이 끊기면 근육이 경직되고 팔다리의 움직임이 둔화된다. 잘못하면 온몸이 마비될 수도 있다. 파킨슨병은 도파민 부족에 의해 발병하는 대표적인 질환이다. 퇴행성 질환 중 치매 다음으로 많다.

나이가 들어도 긍정적이고 외향적으로 살고 싶다면

정신건강을 위해서도 도파민 밸런스는 오래 유지되어야 한다. 도파민은 긍정의 호르몬이자 적극적인 행동의 호르몬이다. 우울감과 무기력증 해소, 시간과 인지 기능 유지에도 영향을 미친다.

나이가 들수록 시간이 더욱 빠르게 흐른다고 느낀다. 새로운 경험에 대한 흥미와 기억의 강도가 약해지기 때문이다. 도파민이 줄면 이런 경향이 훨씬 강하게 나타난다. 또한 쾌감과 보상 작용이 약해져 새로운 것을 학습하거나 집중하는 데도 어려움을 겪는다. 의욕 저하, 무기력감, 우울증이 나타날 위험도 커진다.

도파민의 분비량은 나이가 들수록 줄어들게 되어 있다. 중뇌의 흑질에서 도파민이 만들어지는데 신경세포가 노화되면서 분비량이 준다. 신경세포의 50~70% 이상이 소실되면 도파민의 분비량도 그만큼 줄어드는데, 이때 신경세포가 손상되면서 파킨슨병이 시작된다.

먹고, 기도하고, 사랑하라

럿거스대학교의 인류학과 교수 헬렌 피셔Helen Fisher는 도파민 시스템이 활발한 사람들은 호기심이 많고, 에너지가 넘치며, 새로운 경험과 모험을 좋아한다고 주장했다. 더불어 도파민 밸런스를 유지하기 위해 다음의 4가지 활동을 추천한다.

첫째, 섹스를 자주하라. 섹스는 각종 호르몬과 신경전달물질의 분비가 촉진되는 활동이다. 둘째, 데이트를 멈추지 말라. 친숙한 상대와 새롭고 멋진 곳에 가면 마음속 열정도 식지 않는다. 셋째, 생각과 아이디어를 나누라. 정체되지 않고 열린 사고를 유지하는 데 도움이 된다. 넷째, 상대를 칭찬하는 습관을 가져라. 자존감을 높이고 스트레스를 낮춰 주는 효과가 있다.

헬렌 피셔 교수의 4가지 가르침은 도파민을 유지하는 삶을 통해 아름답고 건강하게 나이 드는 법을 안내해 준다. 도파민 시스템의 활성화를 돕고 노화의 속도를 늦추기 위해 적극적으로 실천할 것을 권한다.

독이 되고 약도 되는 스마트폰의 올바른 사용법

스마트폰 없이는 살 수 없다

출장으로 강원도의 어느 힐링센터에 방문한 적이 있다. 그곳에서 지긋한 나이의 노부부를 만났다. 부부는 약간의 말다툼을 하고 있었는데 스마트폰이 원인이었다. 아내는 일에 치이는 남편을 쉬게 할 요량으로 몇 주 전에 힐링센터를 예약했다. 그런데 힐링센터의 콘셉트가 '스마트폰 사용 금지'였다. 남편의 항변에도 이유는 있었다.

"나는 스마트폰을 잠깐 꺼 두면 될 줄 알았지. 아예 통신이 안 되는 곳일 줄 상상이나 했겠냐고?" 실제로 힐링센터에서는 인터넷뿐만 아니라 무선전화도 사용이 불가능했다. 깊은 산속이기도 했고 고객들의 힐링을 위해 일부러 통신 시설을 신청하지 않았단다. 직원들도 필요할 때만 유선전화를 사용했다.

생각해 보면 힐링센터는 늘 스마트폰을 끼고 사는 남편을 위한 아내의 극약 처방이었을 것이다. 그러나 내가 목격한 부작용은 상상 이상이었다. 연락 올 곳이 한두 곳이 아니라던 남편은 결국 홀로 차를 몰고 힐링센터를 탈출해 버렸다.

스마트폰 중독을 일으키는 도파민

스마트폰 없이 살 수 없는 이들에게 '스마트폰 중독'이라는 진단이 내려진다. 이를 일으키는 호르몬으로 도파민도 더불어 큰 주목을 받고 있다.

앞서 도파민은 뇌의 보상 시스템을 활성화하는 호르몬이라고 소개했다. 쾌감과 즐거움을 느끼고 동기부여를 촉진한다. 스마트폰은 도파민 시스템을 아주 효율적이고 강력하게 자극한다. 유튜브의 쇼츠, 틱톡, 인스타그램 릴스의 짧고 자극적인 영상은 '작지만 즉각적인 보상'이 되어 도파민 분비를 촉진한다. 취향에 맞는 콘텐츠를 끊임없이 추천하고, 다음 영상이 어떤 재미를 줄지 예측할 수 없는 기대감에 우리는 스크롤을 멈추지 못한다.

소셜 미디어의 '좋아요'와 알림, 게임과 온라인 쇼핑도 도파민 분비를 촉진하기는 마찬가지다. 댓글에 빨강 하트가 달리는 순간, 뇌는 즉각적인 보상으로 인식하고 도파민을 분비한다. 이런 보상은 예측이 불가능하기 때문에 사용자는 알림이 울리지 않아도 습관적으로 스마트폰을 확인하게 된다. 즉각적인 쾌감을 주며, 또 다른 보상을 위한 새로운 자극을 찾도록 유도한다는 점에서 게임과 온라인 쇼핑도 마찬가지다.

도파민은 죄가 없다

스마트폰에서도 중독의 부작용이 그대로 나타난다. 도파민이 과도하게 분비되면 더 강한 자극을 원하게 되고 일상의 작은 즐거움은 무감각해진다. 독서나 공부처럼 지속적인 집중이 필요한 활동에는 흥미가 떨어지고, 충동적인 행동을 제어하는 것도 어렵게 한다. 현실 세계의 관계나 활동에 대한 흥미도 줄어들 수 있다.

그러나 엄밀히 말하자면 도파민은 죄가 없다. 맛있는 음식을 먹고 칭찬을 들을 때 기분이 좋아지는 것도 도파민 덕분이다. 도파민은 우리의 전 생애에 걸쳐 활력을 불어넣고, 행복감을 충만하게 느끼게 해 준다. 도파민은 동기부여와 목표 달성, 운동 및 신체 조절, 창의성과 집중력의 향상에 반드시 필요하다. 보상 시스템이 활성화되면 우리는 목표를 향해 나아가며, 새로운 것을 배우고, 과제를 완수하며 만족감을 느낀다.

파킨슨병과 같은 퇴행성 질환의 예방에도 도파민이 필요하다. 도파민 덕분에 부드럽게 몸을 움직일 수 있고, 도파민이 적절히 분비되면 새로운 아이디어를 떠올리거나 깊게 몰입하는 능력도 향상된다. 칼 자체는 문제가 아니다. 범죄자가 쓰느냐, 요리사가 쓰느냐의 문제일 뿐이다.

도파민을 독이 아니라
약으로 활용하는 방법

도파민을 건강하게 관리하는 핵심은 '균형'이다. 강하고 즉각적인 자극을 추구하는 습관을 바꾸어야 한다. 지속적이고 건강한 방식으로 도파민을 활용하는 법을 익혀야 한다. 첫째,

스마트폰 사용을 줄인다. 틱톡이나 유튜브 쇼츠 같은 짧고 자극적인 영상 대신에 독서나 산책처럼 느린 활동을 통해 도파민 시스템의 과부하를 줄일 수 있다. 둘째, 목표 기반 활동에 집중한다. 운동이나 새로운 취미를 시작하고 작은 목표를 달성하며 얻는 성취감은 건강한 도파민을 분비하게 만든다. 셋째, 규칙적인 생활을 습관화해야 한다. 충분한 수면과 균형 잡힌 식단은 도파민을 포함한 모든 호르몬의 균형에 필수적이다.

마지막으로 명상과 휴식을 누려야 한다. 명상은 뇌를 안정시키고 스트레스를 줄여 도파민 시스템의 회복을 돕는다. 도파민은 삶의 기쁨과 활력을 느끼게 하는 소중한 호르몬이다. 다만 그 힘이 지나칠 때 독이 될 수도 있다. 균형 잡힌 생활 습관이 호르몬의 균형을 되찾아 준다는 사실을 명심하자.

하루15분 호르몬 처방전 1

수다? 수다!
세로토닌을 만드는 수다

ADHD 아들을 천재 교수로
키워 낸 수다의 힘

하버드대학교 교육대학원에는 토드 로즈Todd Rose라는 교수가 있다. 교육신경과학 분야의 전문가인 그는 《집단 착각》 등 다수의 책을 쓴 작가이기도 하다. 그러나 학자로서 성공한 그의 학창 시절은 결코 안정적이지 않았다. 중학교 1학년 미술 수업에 악취가 나는 폭탄을 던져 정학을 당하기도 했다. 병원에 간 그에게 내려진 진단은 ADHD(주의력 결핍과 과잉행동 장애)였다. 이로써 그의 모든 행동, 천사 같은 여동생이 정말 천사인지 확인하기 위해 2층 창문에서 밀거나 지루함을 참지 못해 가족 모임 중에 지나가던 차에 돈을 던지는 등의 이상 행동들이 모두 설명됐다. 그는 늘 주의력이 부족했고 행동은 과했다.

그럼에도 토드 로즈는 남들이 부러워하는 성공한 인생을 살았다. 낮은 성적과 좋지 않은 평판을 극복하는 과정에서 그의 어머니는 수없이 인내하며 아들을 지지하며 격려했다. 토드 로즈는 《나는 사고뭉치였습니다》라는 책에서 ADHD 자식을 키워 낸 어머니의 현명한 행동을 소개했다. 바로 수다였다. 자신이 사고를 치고 문제를 일으키던 10대 시절, 어머니는 주말마다 자신의 형제나 친한 이웃들과 전화로 수다를 떨었다. 남들에게 어려움을 이야기하고, 조언을 듣고, 일상을 공유하며 힘든 시기를 살아 냈다. 긴 전화선을 붙들고 울고 웃으며 통화를 하던 어머니의 모습을 생생히 기억했다.

세로토닌은 왜 수다를 좋아할까?

수다는 힘이 세다. 여성뿐만 아니라 남성에게도 마찬가지다. 수다를 통해 감정과 고민을 나누면 스트레스가 해소되고 마음이 편안해진다. 이러한 정서적 안정감은 세로토닌 분비와 긍정적인 순환 고리를 만든다. 실제로 많은 연구에서 불안과 스트레스가 세로토닌 농도를 낮춘다고 확인됐다. 반면 안정감과 마음의 평안은 세로토닌 농도를 높인다.

다른 사람과의 관계를 돈독하게 하는 수다는 자신이 사회적으로 연결돼 있다는 소속감과 유대감을 느끼게 해 준다. 이런 긍정적인 감정은 안정감과 행복감과도 연결된다. 수다 중에 느끼는 즐거움은 웃음으로 표현되는 경우가 많은데, 그 자체로 심박수와 폐활량을 높여 운동과 유사한 효과를 주기도 한다. 이런 신체적 변화는 세로토닌 분비를 더욱 활성화시킨다.

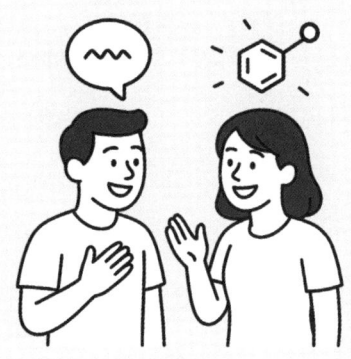

믿을 수 있는 사람과 가볍게 시작하라

'호르몬 15분 처방전'에 수다를 넣을 만큼 의미 있는 활동인가 의아할 수도 있다. 처음에는 이보다 좀 더 좋은 활동이 있을 텐데, 하는 망설임이 있었다. 그러나 진료실에서 만난 환자들이 이구동성으로 "외로움과 무력감을 해소하는 데 수다만큼 좋은 게 없다"라며 수다 예찬론을 펼쳐 주었다.

수다의 효과를 극대화하려면 우선 자신에게 가장 안전한 상대를 선별하는 것이 좋다. 타인과의 대화를 즐기지 않거나, 시간을 내는 것 자체를 인색하게 생각하는 사람도 있다. 반면 상대의 이야기를 잘 들어 주고 마음을 편안하게 해 주는 이들도 있다. 첫인상으로 판별이 되기도 하고, 오래 사귀며 진가를 확인하기도 한다.

수다의 시간보다는 주기적으로 연락하며 자주 소통하는 것이 중요하다. 사이좋은 형제가 이상적이지만 여기에 얽매일 필요는 없다. 마음을 편안하게 하고 뇌를 활성화시키는 수다를 맘껏 떨 수 있는 상대와 좋은 관계를 시작해 보라. 수다 삼매경이 안정감과 행복감을 높여 주며 생활의 윤활유 역할을 해 줄 것이다.

하루15분 호르몬 처방전 2

하루에 한 권 동화책 읽기로 마음이 젊어진다

어른도 동화가 필요한 이유

동화는 어린이만을 위한 이야기라고 생각하는 이들이 많다. 사실 '童話'라는 한자어만 보면 아이들을 위한 이야기가 맞다. 그러나 유명 동화를 읽어 보면 '과연 이것이 어린이만을 위한 것일까?' 하고 의문이 들 때도 많다.

대표적으로 덴마크의 작가 안데르센Hans Christian Andersen의 작품은 동화의 고정관념을 파괴한다. 《벌거벗은 임금님》처럼 사회 비판적인 메시지를 담은 이야기부터 《성냥팔이 소녀》처럼 비극적이고 씁쓸한 결말도 있다. 인간 내면의 섬세한 묘사로 사랑, 희생, 소외, 고독, 용서와 같은 복잡한 감정들을 다루며 삶에 대한 깊이 있는 성찰로 이끈다.

때문에 최근에는 시니어들을 위한 동화책 읽기 프로그램이 각광받고 있다. 노인종합복지관에서도 동화책 읽기가 인기 프로그램이다. 시니어 전문가들 역시 동화 읽기를 매우 긍정적으로 평가한다. 동화 읽기의 효과는 여러 가지인데, 그중 기발한 상상력을 동원한 동화는 창의력을 일깨운다. 신기한 사건은 새로운 자극이 되어 유연한 사고에 도움을 준다. 다음으로 긍정적 사고와 정서적 안정을 준다. 주인공의 시련과 극복을 지켜보며 독자는 대리 만족과 희망을 경험한다. 동화는 공감 능력을 키우는 데에도 탁월하다. 동화 속 주인공은 자신이 느낀 두려움, 슬픔, 기쁨을 솔직하게 드러낸다. 이에 동화된 독자들도 감정세포가 살아나는 것을 느끼게 된다.

마음에 반짝이는 위로가 내려앉을 때

심리학 이론 중에 '내면 아이Inner child'라는 개념이 있다. 어른의 마음속에 상처받은 아이가 있다는 주장으로 칼 융Carl Gustav

Jung이 제기한 개념이다. 칼 융은 어린 시절의 상처나 결핍은 시간이 지나도 사라지지 않으며 무의식 속에 남아 감정, 행동, 관계에 영향을 미친다고 주장했다. 내면 아이라는 존재를 인정하고 보듬어 주는 과정이 진정한 이해와 자기 치유라는 것이다.

삶의 성찰이 가득한 동화야말로 내면 아이를 인정하고 보듬어 주는 치료제가 아닐까 생각한다. 융의 지적처럼 사소한 것에서 중대한 것까지 대부분의 어른들은 어린 시절의 상처를 가슴에 담고 살아간다. 성년이 된 후에는 잊히기도 하고 지워지기도 하지만 아주 사라진 것은 아니다.

동화 읽기는 자기 치유와 성숙의 시간이다. 마음에 반짝이는 위로가 내려앉을 때 평화와 행복이 동시에 찾아온다. 마음과 함께 몸의 치유도 시작된다.

깃털처럼 가벼운 마음으로 책을 펴자

우리나라 성인의 연간 평균 독서량은 4권이 되지 않는다. 그나마 학생들은 연간 36권이나 읽는데 성인은 3.9권에 그친다. 책 이야기만 꺼내도 머리가 아프다고 하는 이들도 있다.

동화는 이런 부담을 전혀 느끼지 않아도 된다. 깃털처럼 가벼운 마음으로 책만 펴면 된다. 15분이면 한 권을 읽고도 남는 시간이다. 물론 그 감동의 깊이는 15분이나 책 1권이라는 정량적인 수치에서 끝나지 않는다. 책을 읽을 때 우리는 정서적 유대감과 따뜻한 감정을 느낀다. 아기를 안고 젖을 먹이는 어머니의 상태와 비슷해진다. 사랑과 신뢰의 호르몬인 옥시토신은 몸에 활력을 더하고 마음은 안정시킨다. 좋아하는 동화책 한 권이면 족하다. 하루에 한 권의 책으로 옥시토신이 온몸에 흐르는 경험을 꼭 해 보길 권한다.

하루 15분 호르몬 처방전 3

뇌를 깨우고 뇌를 재우는 독서

책을 안 읽는 데는 이유가 있다

동화책 읽기에 이어서 본격적으로 독서 이야기를 나누고자 한다. 라면 받침을 찾다가 두꺼운 의학 전문서적을 사용한 적이 있다. 라면을 먹다 말고 "읽는 사람이 게을러 라면이나 받치고 있는 네 신세가 처량하다"라는 탄식이 절로 나왔다. 그런데 곰곰이 생각해 보니 책을 안 읽는 건 게으름의 문제가 아니었다. 정말 재밌고 쉬운 책은 화장실에서라도 읽는다.

펼치기 싫은 책은 전문용어가 많고 내용도 어렵다. 지레 겁을 먹고 책장을 굳게 닫아 둔다. 이를 두고 전문가들은 '인

지적 과부하'라고 표현한다. 책을 읽는다는 것을 글자를 해독하고 문장과 문맥을 이해하며, 그 내용을 머릿속에서 시각화해서 기존의 지식과 연결하는 복잡한 과정이다. 뇌가 처리해야 할 정보량이 급격히 많아진다. 인지적 과부하로 인해 뇌가 피로해질 것을 염려한 나는 그래서 책을 열어 보지 않았던 것이다.

인지적 과부하를 일으키지 않는 책 읽기

독서를 잘하는 방법은 과도하게 인지적 과부하를 일으키지 않는 것이다. 일단 자신에게 맞는 책을 고르는 것이 중요하다. 본인의 지식 수준과 흥미, 컨디션을 고려한다. 쉬운 소설이나 관심 가는 분야의 입문서를 추천한다. 독서 목표도 '하루 10쪽' 혹은 '하루 15분'처럼 구체적이면서 성취 가능하게 설정해야 한다. 독서에 대한 부담감만 줄어도 책 읽기가 즐거워진다.

독서의 즐거움은 곧 도파민 증가를 의미한다. 새로운 지식을 얻었을 때, 이야기의 흐름을 이해했을 때, 책 한 권을 다 읽어 냈을 때 도파민이 활성화된다. 독서를 긍정적 경험으로 인지하고 새로운 책을 찾게 된다.

도파민의 효과를 높이려면 독서의 속도에 연연하지 않는 것이 좋다. 이해가 잘 되지 않으면 소리를 내어 읽어도 좋고, 같은 문장을 여러 번 반복해서 읽어도 좋다. 무리하게 뇌에 정보를 밀어 넣지 말고 충분히 소화할 시간을 주면 도파민이 적당히 분비돼 즐겁게 독서를 할 수 있다.

뇌를 깨우고 뇌를 재우는 독서법

책을 읽는 '시간'에 따라서 효과가 달라지기도 한다. 아침에는 뇌를 깨우고 저녁에는 뇌를 재우는 것이 일반적이다. 각각의 효과를 생각해 편한 시간을 골라 보도록 한다.

아침에 독서를 하면 밤새 휴식했던 뇌에 새로운 정보를 제공해 뇌의 여러 부위가 활성화된다. 낯선 어휘를 접하고 문맥을 파악하는 과정은 뇌의 언어 영역을 자극하여 기억력과 사고력을 높여 준다. 아침의 조용한 시간은 몰입에 도움이 된다. 이때의 집중력이 하루 종일 유지되기도 한다. 좋은 글귀나 영감을 주는 내용으로 긍정적인 마음가짐을 갖고 하루를 시작할 수 있다.

잠들기 전 독서는 하루 동안 쌓인 긴장을 풀고 뇌를 편안하게 만든다. 스마트폰이나 TV 화면을 보는 대신 책을 읽으면 과도한 시각적 자극이 없어 뇌가 쉽게 이완되고 숙면으로 이어질 수 있다. 스트레스호르몬인 코르티솔 수치를 낮추는 데도 효과적이다. 평온한 내용의 책이나 그림책은 심리적 안정감을 주어 더 쉽게 잠들고, 깊은 잠을 잘 수 있게 해 준다.

하루 15분 호르몬 처방전 4

집중하면 분출되는 도파민, 그림 그리기로 시작하자

그림을 가르치는 3가지 이유

미술과 음악, 체육 등의 예체능 수업이 모두 자습 시간으로 통했던 고등학교 3학년 때 문득 궁금증이 일었다. 왜 학교에서는 예체능을 더 이상 가르치지 않는가? 반대로 왜 어릴 때는 예체능을 그토록 중요하게 가르치는가? 의대에 와서야 그림을 그리는 활동이 손과 눈, 그리고 뇌가 함께 움직이는 복합적인 활동인 것을 알았다. 게다가 그림은 내면의 감정을 표출해 정서적 안정감을 더해 줄 뿐만 아니라 상상력을 발휘하는 동안 창의력과 문제 해결 능력까지 키운다. 그런데 요즘은 또 다른 의문이 든다. 왜 우리는 이 좋은 그림을 더 이상 그리지 않는가?

완전한 몰입과 즉각적 성취감, 그리고 새로운 연결의 발견

개인적으로 그림을 참 좋아한다. 그림에 대한 무한한 애정을 담아 '미술관 옆 호르몬 진료실'이라는 부제가 붙은《뭉크 씨, 도파민 과잉입니다》를 출간했다. 원래는 '명화 속 호르몬 이야기'라는 다소 밋밋한 제목의 원고였는데 출간 후 과분한 사랑을 받았다. 호르몬도 호르몬이거니와 독자들의 그림에 대한 호기심과 애정을 실감할 수 있었다.

그림 그리기는 도파민을 분출시키는 최고의 활동이다. 도파민은 쾌감, 동기, 보상에 관여하는 호르몬이다. 그림을 구상할 때는 색의 조합이나 표현 방식에 대해 연구하며 창조적인 활동을 한다. 그림을 그리는 동안 우리는 완전한 몰입의 경험을 하는데, 이때 불안이나 우울 같은 부정적인 감정에서 벗어나 뇌의 활동이 최적화된다. 또한 완성된 그림을 감상할 때는 즉각적인 성취감을 제공한다. 이러한 성취감이 반복될 때마다 보상 영역을 자극해 '더 그리고 싶다'는 동기를 부여한다. 모든 과정에서 분출된 도파민은 즐거움과 성취감을 준다. 이쯤 되면 안 할 이유가 하나도 없다. 특히 뇌 건강을 걱정하는 이라면 도전해 볼 만한 충분한 가치가 있는 활동이다.

색연필로 뇌의 보상 회로를 자극하라

그림 그리기에 가장 좋은 도구는 색연필이다. 요즘 마트에 가면 12색에서 24색까지 다양한 색의 색연필을 단돈 몇천 원에 살 수 있다. 스케치북은 너무 얇지만 않으면 된다. 밑그림은 연필과 지우개로 충분하다.

처음에는 간단한 그림부터 시작하자. 직선, 곡선, 원을 반복해 연습하며 선의 강약을 조절하는 힘을 키운다. 다음은 한 가지 색으로 명암을 연습한다. 이 정도만 돼도 사물을 그리기에 충분하다. 컵, 연필, 꽃병처럼 간단한 사물을 천천히 관찰하며 그려 본다. 기존의 그림이나 사진을 따라 그리는 것도 좋다.

완벽해야 한다는 강박을 내려놓으면 즐겁게 그림을 그릴

수 있다. 15분이 하루, 이틀, 사흘이 모이면 얼추 그림이 그려진다. 그렇게 하나씩 그림을 완성해 간다. 그림 그리기도 훌륭한 마음 스트레칭이 될 수 있다.

하루 15분 호르몬 처방전 5

뇌는 활발하게, 기분은 산뜻하게 하는 정리의 기술

정리는 몸과 마음 모두에 이롭다

정리도 전문가의 영역이다. 정리를 못하는 나 같은 사람으로서는 잘하는 사람이 부럽고 때로는 존경스럽기도 하다. 한번은 '프로 정리러'라고 불리는 지인에게 어떻게 정리를 잘하게 됐는지 물어보았다. 그녀는 "훈련된 사고방식과 습관 덕분"이라고 답했다. 타고난 것이 아니라니 그나마 위안이 되었다. 여러 연구에 따르면 정돈된 환경에서 생활하는 사람은 그렇지 않은 사람들보다 스트레스 수치가 낮고 삶에 대한 만족도가 높았다. 깔끔한 공간이 심리적 안정을 주고, 주변 환경을 통제할 수 있다는 느낌이 자기 효능감을 높여 주기 때문이라고 풀이된다.

호르몬 관점에서 보자면 정리는 노르에피네프린의 분비를 촉진해 집중력을 향상시킨다. 노르에피네프린은 정신의 몰입도를 높이고, 신체의 에너지 생산을 돕는다. 뇌와 몸을 함께 쓰는 활동에서 분비가 더욱 촉진된다. 정리를 통해 스트레스와 집중력의 균형을 잘 관리할 수 있다.

코르티솔은 낮추고 도파민은 높이는 정리의 기술

정리의 장점은 잘 알려져 있다. 첫째로 뇌의 인지 부하를 줄일 수 있다. 어지럽혀진 공간은 시각적으로 뇌를 끊임없이 자극한다. 인지 부하가 높아지면 집중력이 떨어진다. 정리를 통해 주변을 단순화하면 처리해야 할 정보량이 줄어 정신적 피로가 줄고 집중력이 좋아진다.

둘째는 정리를 자주 하면 노르에피네프린은 올라가지만 스트레스호르몬은 낮아진다. 깔끔해진 공간은 심리적 안정감을 주어 스트레스 수치를 낮추는 데 효과적이다. 마지막으로 정리 그 자체에서 성취감이 생긴다. 깔끔한 환경을 만들면 목표 달성의 효과로 도파민이 분비되어 긍정적인 동기부여가 된다. 성실하고 책임감이 강하며 자기 조절 능력이 높을수록 정리도 잘한다고 한다. 역으로 정리를 잘하다 보면 그러한 성격이 갖추어지기도 한다. 15분 정리의 기술로 새로운 장점을 만들어 보길 권한다.

타이머를 맞추고 한 곳만 공략한다

정리 전문가에게 손쉬운 정리의 기술을 물어본 적이 있다. "부담 없이 눈에 띄는 곳을 정리할 것"이라는 지도를 해 주었다. 예를 들어 안방과 화장실 중 고르라면 화장실이 낫다. 안방은 옷부터 화장대까지 치워야 할 것이 많지만 티가 나지 않는다. 반면 화장실은 공간이 좁고 비품도 적다. 어수선한 것을 치우고 바닥만 닦아도 청소한 티가 팍팍 난다. 전문가는 이런 식으로 금방 효과가 드러나는 곳을 공략하라고 조언한다. 그래야 빠른 성취감으로 도파민이 마구 분출된다.

요즘은 버리는 것이 최고의 정리라고 한다. 나이가 들수록 못 버려서 쌓이고, 쌓인 게 많아서 어수선하고, 어수선해서 정리할 엄두가 안 나는 악순환이 반복된다. 15분 타이머를 맞추고 한 곳만 공략하는 정리의 기술을 활용해 보자. 뇌를 활발하게, 기분은 산뜻하게 바꿀 수 있다.

하루 15분 호르몬 처방전 6

새로운 자극으로 시냅스를 연결하는 외국어 공부

다 같은 공부가 아니다

노인복지관에 가 보면 구구단을 다시 외우게 하고 한자를 가르쳐 주기도 한다. 가장 으뜸은 외국어 공부다. 특히 영어나 일본어, 중국어 초급반이 인기다.

외국어 공부가 치매나 인지 기능 저하에 효과적인 이유는 언어 공부가 뇌의 여러 영역을 연결하고 통합하는 운영체계를 새롭게 구축하기 때문이다. 이 과정에서 도파민 증가, 코르티솔 감소, BDNF Brain-Derived Neurotrophic Factor (뇌유래신경영양인자) 증가가 나타난다. 도파민은 학습에 대한 동기를 부여하고, 코르티솔 감소로 스트레스가 줄어들며, BDNF 증가로 뇌세포의 노화가 늦춰지는 효과가 나타난다.

게다가 언어 공부는 다른 공부와 달리 정보 습득이 아니라 기능 습득에 가깝다. 존재하는 지식을 논리적으로 이해하고 암기하는 것이 아니라 감정, 발음, 인지 등 여러 기능을 종합적으로 연결한다. 때문에 특정 영역의 뇌가 아니라 광범위한 영역의 뇌가 모두 역할을 해낸다. 또한 언어 공부가 인지적 유연성, 다중 작업 처리 능력, 창의력 등 전반적으로 뇌를 향상시킨다는 연구 결과도 있다.

뇌의 노화를 막는 외국어 공부

외국어 공부는 호르몬과 뇌의 활동 능력의 향상으로 뇌의 노화를 지연시켜 준다. 이들의 영향으로 뇌는 신경망을 강화하고 새로운 연결 고리를 만드는데, 시냅스(뇌세포인 뉴런과 뉴런을 연결하는 다리 역할)가 활성화돼 뇌가 퇴화되는 것을 막는다.

15분 동안 새로운 단어를 외우거나 문법을 익히는 활동은 뇌를 복합적으로 자극하는 고난도 인지 활동이기 때문에 뇌를 유연하고 건강하게 유지할 수 있다.

외국어 공부의 가장 좋은 효과는 도파민의 증가다. 새로운 단어를 몇 개라도 익히면 작은 성취감을 얻는데, 보상 회로가 영향을 받아 도파민이 분비된다. 이때 긍정적인 동기뿐만 아니라 만족감과 성취감도 함께 올라간다.

외국인 울렁증은 가뿐히 넘어서자

"내가 이 나이에 외국에 나갈 것도 아니고 무슨 외국어 공부야?"라고 여길 수 있다. 실제로 해외여행을 좋아하고 외국인과의 대화에도 거리낌이 적은 2030과 달리 50대만 넘어가도 외국어에 대한 동기부여가 빈약하다. 외국인을 만나면 입도 뻥긋 못한다는 '외국어 울렁증'도 한몫한다.

이럴 때는 실수해도 괜찮다는 자기 최면이 필요하다. 완벽한 발음이나 문법에 대한 압박감은 내려놓아도 된다. 다른 나라의 언어로 생각과 감정을 상대방에게 전달할 수 있는 것만으로도 대단한 일이다. 우리나라를 방문한 노부부가 "안녕하세요"라고 더듬거리며 말할 때 우리는 얼마나 큰 감동을 받는가! 새로운 세계와 교류를 시작한다는 마음으로 즐겁게 외국어 공부를 시작해 보자.

하루15분 호르몬 처방전 7

불안과 우울을 치료하는 마음 스트레칭

불안과 우울은 더 이상 마음의 문제가 아니다

인류는 오랫동안 불안과 우울이 마음의 문제라고 생각해 왔다. 그러나 신경과학 분야에서는 뇌가 제대로 작동하지 않아서 생기는 증상이라고 설명한다.

뇌에서 감정(공포와 불안 포함)을 처리하는 편도체가 과하게 활성화되면 사소한 자극에도 공포와 불안에 휩싸인다. 또한 전전두엽 피질은 이상적 사고와 판단, 감정 조절을 담당해 '뇌의 관제탑'이라고 불리는데 이곳 또한 원활히 작동하지 못하면 부정적 감정이 증폭된다. 신경전달물질의 불균형도 불안과 우울을 증폭시키는 원인이 될 수 있다. 행복감과 만족감을 느끼게 하는 세로토닌과 동기부여와 보상을 담당하는 도파민의 부족은 무기력과 함께 불안과 우울을 불러온다.

나를 치유하는 글쓰기

그렇다면 뇌의 오작동과 신경전달물질의 부족을 어떻게 치료해야 할까? 먼저 '부정성 편향Negativity bias'이라는 오작동을 멈춰야 한다. 불안과 우울에 빠졌을 때 부정적인 생각에 과도하게 집중하는 경향이 있다. '이건 시작에 불과해. 더 안 좋은 일이 벌어질 거야. 이제 나는 어떡하지?' 따위의 질문들이 꼬리에 꼬리를 물고 이어진다. 이럴 때는 질문을 멈추고 다음 스텝으로 나아갈 수 있는 적극적 활동이 필요하다.

 글쓰기 중에서도 일기 쓰기는 단순히 마음을 털어놓는 것을 넘어 긍정적 변화를 불러오는 최적의 활동이다. 이유는 크게 3가지다. 첫째, 일기를 쓰면 감정의 해소가 이루어진다. 자신의 감정을 솔직하게 쏟아 내는 것만으로 해방감을 얻을 수 있다. 둘째, 인지적 재구성을 가능하게 한다. 어떤 생각이

든 머릿속에만 있을 때는 복잡하고 혼란스럽다. 글로 쓰면서 무작위의 생각들이 연결되기 시작한다. 객관적으로 자신을 바라보며 논리에 맞게 상황을 돌아볼 수 있다.

마지막으로 자기 이해와 동기부여 효과를 누릴 수 있다. 고통스러운 기억도 글로 옮겨 보면 삶을 이해하는 중요한 서사라는 것을 깨닫게 된다. 자신을 이해한 사람은 상처를 극복할 힘을 얻을 수 있다.

긍정의 호르몬을 깨워라

"하지만 막상 종이를 앞에 두면 무엇부터 써야 할지 막막하기만 해요." 일기 쓰기 처방에 많은 사람들이 답답함을 느낀다. 처음에는 객관적으로 있었던 일을 쓰면 된다. 아침부터 잠자리에 들 때까지 있었던 일을 적는다. 하루 동안 느꼈던 감정을 아주 단순하게 적어도 좋다. "식혜가 맛있어서 기분이 좋았다." "고양이가 밥을 안 먹어서 힘들었다." "초록 이파리를 보니 기운이 났다." 일상의 사소한 이야기부터 써 보는 것이다. 이렇게 쓰는 활동이 익숙해지면 지난날의 이야기, 앞으로의 소망, 주변 사람들의 사연 등 다양한 소재로 글감을 확장해 간다.

일기는 불안과 우울을 치료하는 자기 성찰의 시작이다. 어려운 말 같지만 자기 성찰을 스스로를 객관적으로 바라보며 생각, 감정, 행동의 의미를 탐색해 가는 과정이라고 생각하면 좀 더 간단해진다. 가치관, 믿음, 동기 등을 파악할 수도 있다.

자기를 성찰할 수 있는 사람은 지혜로운 사람이다. 지혜로운 사람은 삶을 비관적으로 바라보지 않는다. 언젠가 다 잘 될 것이라고 믿으며 매일매일에 최선을 다한다. 불안과 우울로 힘들지라도 일기를 통해 자기 성찰을, 자기 성찰을 통해 긍정의 호르몬을 일깨울 수 있다.

뇌와 손의 협응력을 키워야 하는 이유

글쓰기의 힘은 정신건강뿐 아니라 신체 전반에도 영향을 끼친다. 나이가 들수록 갈수록 뇌와 몸의 협응력이 떨어진다. 이제는 일을 보는 데 손가락 전체도 필요 없다. 손가락 하나면 스마트폰으로 모든 것이 가능하다. 디지털 환경에 익숙해지다 보니 아날로그의 모든 행위들이 불필요한 상황이 되고 있다. 이런 변화가 편리할 수는 있지만 의사 입장에서 봤을 때 건강에는 좋지 않다.

'협응력'이란 근육, 신경, 운동기관이 서로 조화롭고 효율적으로 움직이는 능력을 말한다. 뇌가 지시를 내리면 신체가 이를 이행하는데, 되도록 부드럽게 수행하는 것이 관건이다. 뇌를 다치거나 뇌질환을 앓는 환자들은 협응력이 확실히 떨어진다.

협응력은 크게 눈과 손, 눈과 발, 전신 협응력으로 나뉜다. 눈과 손의 협응력은 글씨를 쓰거나 공을 던지고 받는 행동이 해당된다. 손과 발의 협응력은 공을 차거나 계단을 오르는 등 눈으로 위치를 파악하고 발로 조절하는 능력이다. 전신 협응력은 달리기, 수영, 춤추기처럼 여러 신체 분위를 동시에 사용할 줄 아는 능력이다. 균형을 잡고 리듬감 있는 동작을 수행할 수 있다.

협응력은 단순히 운동 능력뿐만 아니라 인지 능력과도 밀접하게 연결돼 있다. 뇌와 몸이 원활하게 소통해야 복잡한 과제를 해결할 수 있기 때문이다. 협응력이 떨어지면 균형감각이 떨어지고 동작이 둔해진다.

모두가 아는 필사의 효과

뇌와 손의 협응력이 떨어지면 어떻게 될까? 단순히 힘이 빠지거나 느리게 움직이는 차원의 문제가 아니다. 처음에는 힘 조절이 어려워 글씨를 쓰는 것처럼 정교한 활동이 힘들어지다가, 점차 물건을 떨어트리기 시작한다. 차츰 전반적인 신체 조절 능력이 떨어진다.

뇌와 손의 협응력은 뇌의 운동영역과 인지영역이 함께 작동하는 과정이다. 집중력, 기억력, 문제 해결 능력 등 인지 기능의 전반에도 영향을 미친다. 파킨슨병이나 알츠하이머 같은 퇴행성 뇌질환이 진행되면 뇌의 운동 조절 기능이 약해지면서 손 떨림, 근육 경직, 서투른 손놀림 등의 증상이 나타난다.

역으로 꾸준한 손 활동은 뇌의 활성화에 도움이 된다. 이 과정에서 호르몬과 신경전달물질도 자극을 받아 분비가 원활해진다. 보상 호르몬인 도파민은 성취나 만족이 주어진 상황에서 분비되고, 기분 조절과 평온함을 주는 세로토닌은 정서적 안정 시 분비된다. 각성을 담당하는 노르에피네프린도 뇌에 적절한 자극이 더해질 때 분비가 촉진된다.

결론적으로 꾸준히 손을 활용하는 활동은 운동 능력 향상과 더불어 다양한 호르몬 분비를 촉진해 인지 능력, 기억력,

집중력, 정서적 안정에 기여한다. 필사는 뇌와 손의 협응력 향상에 그만이다. 좋아하는 글을 한 자 한 자 정성 들여 옮겨 적다 보면 잡념이 사라지고 오롯이 쓰는 일에 집중할 수 있다. 읽은 글을 옮길 때는 기억력도 좋아지고, 손의 움직임에 집중하다 보니 마음이 가라앉으며, 심리적 안정감도 커진다. 정교한 손가락의 움직임은 뇌의 운동 영역을 자극해 뇌가 활성화된다.

좋아하는 장르를 골라서 딱 15분만

15분 필사는 거창하거나 복잡할 필요가 없다. 자신에게 맞는 방법으로 꾸준히 실천하면 된다. 여기서 중요한 것은 내가 좋아하는 글을 찾는 것이다. 시, 소설, 에세이도 괜찮고 노래 가사나 성경도 좋다. 부담 없이 즐겁게 옮길 수 있는 글이면 된다.

시간은 15분이 적당하다. 시작할 때 부담이 없고 지치지 않고 할 수 있다. 일정한 시간을 정해 매일 하는 것이 좋다. 보통은 아침을 시작할 때나 잠들기 전을 권한다. 아침에는 하루를 여는 활동에 그만이고, 잠들기 전은 하루의 마무리 과제로 좋다.

너무 잘 쓰려고 애쓸 필요도 없다. 편안한 마음으로 글을 따라 쓰는 것에 집중하면 된다. 뇌와 손의 협응력 향상과 마음의 평화, 인지 기능 향상이라는 세 마리 토끼를 이미 잡은 활동이다. 완성된 필사책은 스스로에게 주는 좋은 선물이 될 것이다.

4

호르몬 균형으로
체중은 물론
건강까지 잡는다

살이 찌면서부터 시작되는
대사 증후군

나잇살의 정체

"너도 나이 들어 봐라." 목욕탕에서 남산만큼 나온 배를 놀려대는 아들에게 딱 이렇게 말하고 싶다. 젊었을 때는 왕자 복근이 잠깐 스쳐 가기도 했다. 물론 지금은 흔적조차 없다. 세월이 야속할 뿐이다.

나잇살은 나이가 들면서 찌는 살을 말한다. 실제로 나이와 성별에 따라 체질량 지수 BMI; Body Mass Index의 변화가 뚜렷하다. 보통 BMI를 사용해 비만의 기준을 정하는데, 세계보건기구 기준에 따르면 BMI 25 이상은 과체중, 30 이상은 비만이라고 규정한다. 우리나라의 경우 일반적으로 BIM 25 이상부터 비만으로 분류한다. 한 나라나 집단에서 BMI 25 이상인 사람들의 비율을 계산한 값을 비만율이라고 한다. 남성의 비만율은 20대부터 증가하다가 30~40대에는 50%를 넘기며 정점을 찍는다. 50대에는 40%대로 감소하다가 60대 이상에서는 점차 낮아진다.

여성은 비만율 자체는 남성보다 낮지만 나이가 들수록 증가하는 특징을 보인다. 특히 폐경 이후 복부 비만이 크게 늘어난다. 30대에는 10~20%로 낮다가 다가 50대에 30%대로 증가한다. 60대 이상에서는 40%에 육박해 가장 높은 비만율을 보인다. 식사량 증가나 활동량 감소는 비만의 주요 원인이지만, 나잇살은 노화와 호르몬 변화에 크게 영향을 받는다. 특정 부위에 지방이 축적되는 것도 호르몬 변화 때문이다.

남자와 여자는 살찌는 이유가 다르다

남성 비만에 가장 크게 영향을 미치는 것은 테스토스테론이다. 근육을 성장시키고 지방을 분해해 에너지를 생성하는 호르몬이 30대 중반부터 점차 감소하면서, 근육은 줄고 지방은 쉽게 축적되는 몸으로 바뀐다. 복부에 '술배'나 '똥배'라고 하는 살이 몰린다.

여성이 살찌는 것도 호르몬 때문이다. 에스트로겐은 지방을 엉덩이나 허벅지 같은 하체에 저장하게 한다. 덕분에 젊은 여성은 살이 쪄도 허리는 잘록하고 엉덩이는 풍만한 형태가 유지된다. 그러나 에스트로겐이 줄면 지방 축적의 패턴도 바뀐다. 지방이 하체에서 복부로 올라가면서 중년이 되면 아랫배가 나오기 시작한다.

뱃살이 찌면 어떤 일이 생길까?

안타깝게도 대부분의 뱃살은 내장 지방 덩어리다. 뱃살이 많아지면 대사 증후군에 걸릴 확률이 월등히 높아진다. 이유를 살펴보자. 손으로 피부를 집었을 때 만져지는 피하 지방은 외부의 충격으로부터 신체를 보호하고 체온을 유지하는 역할을 한다. 미관상 좋지 않더라도 악영향은 적다.

내장 지방은 장기(위, 간, 소장, 대장 등) 주변의 공간에 쌓이는 지방이다. 겉으로 드러나지 않지만 인체에 미치는 악영향이

상당하다. 내장 지방은 호르몬과 염증 물질을 분비하는데, 이것들이 혈관을 공격해 인슐린 저항성을 키운다.

무조건 스트레스 관리부터 시작하자

대사 증후군 환자들이 뭐부터 해야 하냐고 물으면 "스트레스 관리부터 시작하세요"라고 답한다. 대답을 들으면 대부분 의아하다는 표정을 짓는다. 좋은 영양제나 피해야 할 음식, 혹은 다이어트에 효과가 좋은 운동법을 기대했는데 실망하는 눈치다. 그러나 사실이다. 뱃살을 빼려면 스트레스 관리부터 시작해야 한다.

스트레스호르몬인 코르티솔은 복부 주변에 내장 지방을 쌓는 주범이다. 우리 뇌는 스트레스 상황에 놓이면 보상 작용으로 고당, 고지방 음식을 찾는다. 그런데 복부의 내장 지방에는 코르티솔 수용체가 많다. 수용체와 코르티솔이 결합하면 내장 지방이 더 늘어난다. 여기에 인슐린 저항성까지 더해지면 지방으로 전환되는 포도당이 많아져 뱃살이 계속해서 늘어난다.

뱃살은 대사 증후군이 시작됐다는 것을 알려 주는 중요한 신호일 수 있다. 건강하게 뱃살을 빼기 위해 스트레스 관리부터 시작해야 한다.

호르몬으로 켜고 끄는
비만 스위치

우리 몸에 비만 조절
스위치가 있다?

 먹고 움직이지 않으면 살이 찐다. 그런데 모두가 같지는 않다. 더 먹는데 덜 찌는 사람이 있는가 하면, 덜 먹는데 더 찌는 사람도 있다. 일반인들은 이를 '체질'이라고 하고, 내분비과에서는 '호르몬 시스템의 차이'라고 설명한다.
 우리 몸에 있는 복잡한 호르몬 시스템은 체온과 혈압뿐만 아니라 체중과 식욕도 조절한다. 호르몬은 스위치와 같아서 비만호르몬이 켜지면 폭식을 하지 않아도 살이 찌고, 다이어트 호르몬이 커지면 과식을 해도 살이 덜 찐다.

그렇다면 내가 원하는 호르몬 스위치를 켜서 원하는 몸매를 만들 수도 있을까? 물론이다. 그러나 호르몬 스위치는 아주 정교하고 섬세하게 작동한다. 원하는 스위치를 켜기 위해서는 나쁜 생활 습관도 고쳐야 한다.

렙틴과 그렐린의 동업

렙틴Leptin과 그렐린은 식욕 관리의 최전선에 있는 호르몬들이다. 두 호르몬은 신체의 에너지 향상성을 유지하기 위해 마치 시소처럼 함께 짝을 지어서 움직인다.

렙틴은 식욕을 '억제'하는 호르몬이다. 포만감을 느끼게 한다. 렙틴이 분비되면 식사량이 줄고, 신진대사가 활발해져 에너지 소비가 이루어진다. 반면 그렐린은 식욕을 '촉진'하는 호르몬이다. 그렐린이 분비되면 배가 고파진다. 허기진 몸은 신진대사는 떨어뜨려 에너지를 아낀다.

두 호르몬은 음의 관계로 작동된다. 위가 비었을 때는 그렐린의 수치가 올라가고 렙틴은 낮아진다. 식사가 시작되면 그렐린은 낮아지고, 렙틴이 올라간다. 포만감이 찾아오면 자연스럽게 숟가락을 내려놓게 된다.

다시 한번 강조하는
에스트로겐

에스트로겐은 여성의 몸매에 중대한 영향을 미치는 호르몬이다. 체중 조절의 관점에서 보면 에스트로겐은 '다이어트 스위치'에 가깝다.

사춘기가 되면 여성은 가슴, 엉덩이, 골반에 지방이 축적되기 시작해 아름다운 몸매가 만들어진다. 임신과 수유에 대비해야 하는 젊은 시절에는 S자 몸매가 잘 유지된다. 그러나 폐경기가 되면 지방 배치의 패턴이 달라진다. 복부와 내장에 살이 붙기 시작하고 몸매도 D자형으로 바뀌게 된다. 폐경 이행기에 5~8%였던 복부 지방률은 폐경 후에 15~20%까지 상승한다.

근육은 지방과 반대로 움직이는데, 근육이 줄면 비만으로의 길이 활짝 열린다. 에너지를 많이 사용하는 근육이 줄면 신진대사가 떨어지고, 기초대사량이 줄면 지방 축적이 쉬워진다. 지방이 쌓이면 근육은 더 줄어들면서 악순환이 반복된다.

호르몬 스위치를 제때 켜고
제때 끄는 법

비만 스위치로 작동하는 또 다른 호르몬으로는 코르티솔과 인슐린이 있고, 다이어트 스위치로 작동하는 호르몬으로는 GLP-1(글루카곤 유사 펩타이드-1)과 성장호르몬 등이 있다.

코르티솔은 복부 지방을 늘리고, 인슐린은 포도당을 세포로 이동시키거나 지방으로 저장하는 역할을 한다. 반대로 GLP-1은 위에서 음식 배출 속도를 늦춰 포만감을 느끼게 하고, 성장호르몬은 지방 분해를 촉진하며 근육을 늘리는 역할을 한다.

비만을 해결하기 위해서는 어떤 호르몬이든 제때 켜고 제때 끄는 것이 중요하다. 규칙적인 식사, 충분한 수면, 천천히 먹기, 식이섬유와 단백질 섭취, 스트레스를 줄이는 활동은 비만호르몬을 끄는 대표적인 활동들이다. 구체적인 방법은 '하루 15분 호르몬 처방전'을 통해 알아보자.

식욕을 관리하려면 도파민부터 관리하라

가짜 허기에 속고 있다

커피, 아이스크림, 빵, 과일… 요즘은 디저트가 대세다. 디저트에만 식사값을 훌쩍 넘는 비용을 지불하기도 한다. 충분한 식사를 마쳤는데도 디저트를 먹지 않으면 허전하다. 아무리 배를 채워도 눈앞에 있으면 또 먹고 싶다.

전문가들은 아무리 채워도 새롭게 생기는 빈 공간, 소위 '디저트 배'를 만드는 주범이 따로 있다고 말한다. 바로 가짜 허기다. 가짜 허기는 스트레스가 쌓이거나 지루할 때 찾아온다. 치킨, 피자, 과자, 초콜릿처럼 자극적인 음식이 자꾸만 먹고 싶어진다. 가끔은 아무리 먹어도 채워지지 않는 공허감이 몰려오기도 한다. 이런 특징들은 가짜 허기가 육체적인 에너지를 보충하기 위해서가 아닌, 심리적이거나 환경적인 이유 때문에 만들어진다는 것을 보여 준다.

왜 먹으면 행복해질까?

먹으면 행복하기 때문에 많은 이들이 가짜 허기에 속아 고칼로리, 고지방, 고당분 음식을 찾는다. 그사이 몸속에서는 비만 스위치가 켜지고, 체중 증가와 대사 증후군의 위험이 커진다. 뇌 과학자들은 도파민 중독이 가짜 허기를 불러오는 주요 원인이라고 말한다.

설탕이나 지방이 많은 음식을 먹을 때 뇌는 '생존에 필요한 충분한 보상을 받았다'고 느끼며 대량의 도파민을 분비한다. 도파민은 뇌의 보상 회로를 활성화시켜 행복감과 만족감을 느끼게 한다. 먹는 것이 쾌락으로 각인되면 우리는 비슷한 음식을 볼 때마다 먹고 싶다는 강한 충동을 느낀다. 배고픔이 아니라 도파민 때문에 식욕을 통제하지 못하는 상태가 된다.

식욕호르몬을 무력화시키는
도파민 중독

"식욕을 조절하는 호르몬도 있는데 왜 계속 다이어트에 실패할까요?" 맞는 말이다. 비만 스위치를 켜는 호르몬이 있다면 끄는 호르몬도 분명히 있다. 그런데도 우리는 매번 식욕 조절에 실패한다. 도파민이 포만감을 느끼게 하는 호르몬을 무력화시키기 때문이다.

도파민 중독에 빠진 뇌는 렙틴의 신호를 무시한다. 포만감을 덜 느끼기도 하고, 포만감을 느꼈다고 해도 계속해서 먹게 만든다. 그렐린도 도파민의 영향을 받는다. 그렐린이 분비되면 도파민이 함께 활성화돼 음식을 적극적으로 찾게 된다. 그러나 도파민 중독이 심해지면 오로지 쾌락 때문에 음식을 찾는다. 살기 위해 먹는 것이 아니라 먹기 위해 사는 상태가 된다.

고장 난 뇌를 바로잡는 방법

도파민 중독에 빠진 뇌를 바로잡기 위해서는 2가지 방법밖에 없다. 첫째는 뇌가 한눈을 팔도록 유도하는 것이다. 먹는 즐거움 대신 운동이나 취미, 명상 등 새로운 활동에 도전해 본다. 이러한 활동은 성취감을 불러와 음식을 먹을 때처럼 도파민을 분비시킨다. 도파민의 보상 회로가 활성화되면 음식에 대한 욕구는 자연스럽게 줄어든다.

둘째는 음식에 대한 도파민 중독을 적극적으로 치료하는 것이다. 원인이 되는 과도한 자극(고칼로리 음식)을 줄이면서 충동적으로 먹는 식욕 습관도 개선해 나간다. 충분한 수면과 명상, 하루 15분 걷기 같은 긍정적인 보상 활동을 병행하면 치료 효과를 높일 수 있다. 도파민 중독에 의한 가짜 식욕은 도파민을 관리하는 방법으로 해결할 수 있다. 습관을 조금씩 고쳐 나가면 그리 어려운 일도 아니다.

수명을 갉아먹는 당뇨병, 4대 지표부터 챙기자

고혈당이 더 위험한가, 저혈당이 더 위험한가

다음은 인체가 직면할 수 있는 2가지 위험이다. 경중을 살펴보자. 첫째, 지속적으로 혈관과 신경이 손상받는다. 10년 가까이 지속되면 시력이 나빠지고 혈액순환이 안 돼 조직이 괴사하는 증상이 나타날 수 있다. 둘째, 뇌가 에너지를 얻지 못해 혼수상태에 빠진다.

어느 것이 더 위태로운가? 혼수상태에 빠지면 뇌사로 이어질 수 있으니 후자가 훨씬 위험해 보인다. 그런데 이상하게도 현대의학은 첫 번째 위험을 해소하는 데 온갖 에너지를 쏟고 있다. 두 번째 위험은 크게 개의치 않는다. 왜일까? 첫째 위험은 당뇨병과 그로 인한 합병증이고, 둘째 위험은 저혈당의 증상이다. 현대사회에는 먹을 것이 넘쳐 난다. 당뇨병 환자는 계속해서 늘어 가지만 저혈당 환자는 공식적인 통계조차 없다. 그러니 고혈당을 해결하는 데만 집중하는 것이다.

혈당을 내리는 호르몬은 인슐린뿐일까?

다행히 우리 몸은 고혈당보다 저혈당이 더 위험하다는 것을 알고 있다. 혈당을 높이는 호르몬은 다양하다. 저혈당이 생기면 글루카곤Glucagon, 코르티솔, 에피네프린(아드레날린) 등이 즉각적으로 분비돼 혈당을 끌어올린다. 간에 저장된 포도당을 혈액으로 내보내고, 지방까지 분해해서 에너지원으로 공급한다. 그렇기 때문에 저혈당 쇼크로 혼수상태에 빠지는 일이 웬만해서는 일어나지 않는다.

그러나 고혈당을 낮추는 호르몬은 인슐린 하나뿐이다. 췌장에서 분비된 인슐린은 세포의 문을 열어 혈액 속 포도당을 세포 안으로 들여보낸다. 그런데 인슐린의 작용은 혈당을 높이는 호르몬들에 비해서 매우 느리다. 음식을 먹고 혈당이 최고점을 찍는 데는 30분에서 1시간이면 충분하지만, 고혈당을 이전 수준으로 떨어트리는 데는 2~3시간이 걸린다.

진화학자들은 우리 몸에 혈당을 낮추는 호르몬이 한 개뿐이고, 속도도 느린 이유에 대해 "혈당을 급격히 낮출 때 발생하는 부작용이 커서 이를 해결하는 방향으로 진화했기 때문"이라고 답한다. 그러나 이러한 진화의 결과는 당뇨라는 치명적인 결과를 가져오고 말았다.

당뇨가 수명을 갉아먹는다

2025년 현재 우리나라 성인 7명 중 1명은 당뇨병 환자이고, 10명 중 4명은 당뇨병 전 단계에 있다. 인구 10만 명당 당뇨병 사망률은 32.3명이다. 이는 OECD 평균 22.8명을 훨씬 뛰어넘는 수치다. 당뇨에 취약한 인간의 몸과 먹을 것이 넘쳐나는 환경이 만나 당뇨병을 만들어 냈다.

게다가 당뇨병 환자는 적극적으로 관리하며 치료하지 않으면 불행하게 생을 마감할 확률이 높다. 2010년 영국 당뇨병협회 보고서에 따르면 2형 당뇨병 환자는 일반인에 비해 평균 10년 이상의 수명이 줄었다고 한다. 2016년 미국 질병통제예방센터 연구에서는 당뇨병 환자의 일상생활 수행 능력이 일반인에 비해 6~7년 먼저 장애 상태로 떨어지고, 장애인으로 보내는 시간도 1~2년 더 길다고 보고했다. 당뇨병에 걸리면 기대 수명을 채우지 못한다는 연구 결과가 속속 발표되고 있다.

당뇨병 환자가 오래 사는 법

2022년 미국에서 당뇨병 환자들이 수명 연장을 위해 관리해야 할 '4대 건강지표'를 발표했다. 이 지표들을 관리하는 것만으로 평균 3년 최대 10년 이상 수명을 늘릴 수 있다.

당뇨병 환자들의 4대 건강지표

- BMI 25 이하
- 당화혈색소 5.6 이하
- LDL 콜레스테롤 129 이하
- 최대혈압 80mmHg/120mmHg 이하

- BMI 25 이하: BMI는 비만도를 나타내는 대표적인 척도다. 체중(kg)을 키(m)의 제곱으로 나누어 값을 구한다.
- 당화혈색소 5.6 이하: 당화혈색소는 적혈구 내 혈색소가 혈중 포도당과 얼마나 결합했는지를 보여 주는 수치다. 5.7~6.5는 당뇨병 전 단계, 6.4 이상은 당뇨병으로 진단한다.
- LDL 콜레스테롤 129 이하: LDL 콜레스테롤은 저밀도 지단백 콜레스테롤을 말한다. 많이 쌓이면 동맥경화의 원인이 된다. 159까지는 주의가 필요하고 160 이상이면 위험하다.
- 최대혈압 80mmHg/120mmHg 이하: 혈압은 혈관이 나빠지면 올라가고 이완기와 수축기 혈압의 차도 커진다. 수시로 체크하며 관리를 해야 한다.

4대 건강지표는 인슐린, 갑상선호르몬, 코르티솔, 아드레날린 등 다양한 호르몬의 영향을 받는다. 지표가 나빠지는 40~50대에 호르몬 분비량 감소가 두드러진다. 줄어드는 호르몬을 유지하는 것이 지표를 관리하는 최선의 방법이다. 앞에서 소개한 4가지 지표를 잘 관리한 사람은 그렇지 못한 사람보다 10.6년 더 산다는 통계가 있다. 무병장수를 위한 첫걸음은 호르몬 관리부터 시작이다.

운동을 해도 살이 찐다면 인슐린 저항성을 점검하라

운동을 해도 계속 살이 찐다고요?

다이어트의 원리는 간단하다. 들어오는 칼로리 대비 나가는 칼로리가 많으면 된다. 운동은 나가는 칼로리를 늘리는 최선의 방법이다. 그런데 진료실을 찾은 많은 환자들이 "운동을 했는데도 살이 쪄요"라며 하소연을 한다. 실제 운동 초기에는 체중이 느는 경우가 종종 있다. 이유는 크게 3가지다.

첫째, 근육량이 늘어난 경우다. 근육의 밀도(약 $1.1g/cm^3$)와 지방의 밀도(약 $0.9g/cm^3$)는 차이가 있다. 근육은 지방보다 부피는 작지만 무게가 많이 나가기 때문에 운동으로 근육이 많아지면 몸무게가 는다. 하지만 시간이 지나면서 점차 체중은 줄어든다.

둘째, 몸속 수분이 늘어난 경우다. 운동을 하면 근육은 필요한 에너지를 글리코겐Glycogen으로 저장하는데 글리코겐은 수분을 끌어당기는 성질이 있다. 근육 내 수분이 쌓여 일시적으로 체중이 증가한다.

마지막은 정말로 살이 찐 경우다. 인슐린 저항성이 있는 경우 운동을 해도 칼로리 소비가 원활하지 않다. 게다가 인슐린 저항성이 있으면 운동 후 식욕이 늘어 식사량이 늘어날 수 있다. 이럴 경우 인슐린 저항성부터 바로잡아야 한다.

비만의 원인은 8할이 음식이다

인슐린 저항성은 인슐린이 과도하게 분비되는 상황이 여러 번 반복될 때 만들어진다. 정도도 갈수록 심해진다. 인슐린이 과도하게 분비되는 상황을 막는 것이 최우선이다.

인슐린이 과도하게 분비되는 것을 막으려면 우선 식단 관리부터 시작해 보자. 혈당을 빠르게 올리는 정제 탄수화물(흰쌀밥, 빵, 면, 설탕이 많이 든 음료 등)은 철저히 끊어야 한다. 정제 탄수화물은 혈당 스파이크를 만들어 인슐린을 과도하게 분비시킨다. 과도한 인슐린을 감당하지 못한 세포는 인슐린 저항성을 일으킨다. 원인을 해결하자면 치솟는 혈당부터 없애야 한다.

먹는 것과 운동의 비중은 8대 2로 보면 된다. 먼저 식습관을 바로잡아야 운동 효과를 제대로 볼 수 있다는 말이다.

인슐린 저항성을 점검하는 자가 진단법

그렇다면 내게 인슐린 저항성이 있는지 어떻게 알아볼 수 있을까? 혈액검사가 가장 일반적이고 정확하다. 공복 상태에서 혈액 속 인슐린 수치를 보는데, 10μU/mL 이상일 때 인슐린 저항성을 의심한다. '경구 포도당 내성 검사'는 8시간 공복 후 포도당이 들어간 음료를 마시고 혈당과 인슐린을 측정한다. 인슐린 저항성이 있는 사람은 혈당이 정상 수치로 떨어지지 않는다.

당장 병원에 가서 검사를 받는 것이 번거롭다면 4가지 참

고치로 자가 진단을 해 볼 수도 있다. 첫째는 허리둘레다. 복부 비만이 심한 경우 인슐린 저항성을 의심할 수 있다. 남성은 90cm(35.4인치), 여성은 85cm(33.5인치) 이상인 경우 주의가 필요하다. 둘째는 식곤증 정도다. 식사 후 소화가 되는 동안 혈액이 위장관으로 쏠려 졸음이 몰려온다. 그러나 졸음과 함께 피로감이 심하다면 인슐린 저항성을 의심해 볼 수 있다. 셋째는 피부 문제다. 목이나 겨드랑이 등이 검게 변하는 '흑색극세포증'이 나타난다면 의심의 여지가 있다. 넷째는 지속적인 공복감이다. 식사를 하고 나서도 단것이 계속해서 당긴다면 혈당 스파이크가 나타났다는 신호로 해석할 수 있다. 여러 항목이 해당된다면 정확한 검사를 받아 보기를 권한다.

똑똑하고 게으른 운동법

운동은 대체로 좋다. 안전한 상황이고 몸을 혹사시키는 정도가 아니라면 무슨 운동이든 상관없다. 다만 인슐린 저항성을 개선하고 체중 감량 효과를 높이고 싶다면 '똑똑하고 게으른 운동법'을 선택하길 권한다.

짧고 강한 운동과 휴식을 반복하는 고강도 인터벌 트레이닝HIIT; High-Intensity Interval Training은 일반적인 유산소 운동(걷기, 조깅 등)보다 짧은 시간 안에 더 큰 효과를 볼 수 있고 혈당 조절에도 직접적인 도움을 받을 수 있다. HIIT는 짧은 시간 안에 심박수를 높여 인슐린 민감성을 향상시키고, 운동 후에도 칼로리 소모가 지속되는 '애프터번Afterburn' 효과를 기대할 수 있다. 또한 근육량을 늘려 기초대사량도 높여 준다.

근육호르몬의 핵심은
운동이다

나이가 들면 체형도 바뀐다

나이가 들면 체형이 바뀐다. 남성은 복부에 내장 지방이 많이 쌓이고, 여성은 복부와 허리에 지방이 모인다. 근육 감소와 지방 축적은 자세에도 변화를 가져온다.

몸 전체의 근육이 약해지면 등이 굽고 어깨가 말리기 시작한다. 배가 나오면서 무게중심이 앞으로 쏠린다. 척추뼈 사이에서 충격을 감당하는 디스크가 노화로 인해 얇아지면 키까지 줄어든다. 40대 이후부터 10년마다 1cm씩 줄어 70세가 넘으면 최대 4cm까지 줄어들 수 있다. 피부와 근육의 탄력이 떨어지면 엉덩이나 가슴 부위가 처진다. 노화가 가속화되면 체형은 전체적으로 둥글고 왜소해지며, 자세는 구부정해진다.

근육호르몬 마이오카인을 소개합니다

나이가 들수록 젊음과 건강을 지키기 위해 근육이 필수적이다. 근육은 체형과 자세를 유지시켜 주고, 포도당을 태워 대사 증후군도 예방한다. 최근에는 근육이 분비하는 다양한 호르몬이 건강을 지켜 준다는 사실이 밝혀졌다.

2003년에 근육에서 나오는 수백 가지 호르몬인 마이오카인Myokine의 존재가 처음 발견되었다. 이후로 지금까지 마이오카인이 지방을 분해하고, 인슐린 저항성을 회복시키고, 항암 효과까지 있다는 것이 연구를 통해 확인되었다.

마이오카인의 대표 주자인 아이리신Irisin이 노화로 인한 비만과 당뇨를 줄일 뿐만 아니라, 신경세포의 결함까지 개선한다는 연구 결과가 2012년 〈네이처〉에 발표되었다. 아이리신의 놀라운 활동은 생쥐 실험에서 드러났는데, 운동을 많이 해 아이리신 농도가 높아진 생쥐들은 비만과 당뇨가 현저히 줄었고, 뇌 시냅스의 가소성이 회복돼 기억력까지 높은 수준으로 향상되었다.

혈관 청소부로 활약하는 마이오카인

'혈관 청소부'는 마이오카인에게 붙은 별명 중 하나다. 마이오카인은 3가지 작용으로 혈관 건강을 개선한다. 첫째는 항염 작용이다. 만성염증은 혈관 손상과 동맥경화의 주범이다. 마이오카인은 염증을 유발하는 사이토카인의 생성을 억제한다. 둘째는 혈압을 낮추는 데 도움을 준다. 마이오카인은 혈관 내피 세포의 증식을 촉진해 새로운 혈관 생성을 돕고 혈관을 확장시켜 혈액순환을 원활하게 한다.

셋째는 대사조절이다. 아이리신은 백색 지방을 갈색 지방으로 변환시킨다. 백색 지방은 잘 연소되지 않는 반면, 갈색 지방은 쉽게 연소돼 갈색 지방이 많아지면 체지방이 쉽게 줄어든다. 더불어 지방간도 개선돼 건강 위험 요소가 줄어든다. 여러모로 혈관 청소부라 불림에 모자람이 없다.

핵심은 운동이다

이토록 몸에 좋은 마이오카인을 활성화시키는 방법에 대해 많은 연구가 진행되어 왔다. 지금까지 찾아낸 방법은 운동이 유일하다. 어떤 운동이든 하루 1시간 이상, 8~12주 정도 꾸준히 하면 마이오카인을 분비하는 유전자의 발현이 촉진된다는 연구 결과가 있다. 아이리신의 경우 달리기, 수영, 러닝머신 등 유산소 운동이 도움을 준다. 고강도 근력 운동이나 스트레칭도 좋다.

어떤 종목이든 어느 정도의 시간이든 운동만으로 마이오카인의 효과를 기대할 수 있다. 물론 더 많이 하면 효과도 커진다. 당뇨와 비만의 예방과 치료, 혈관 건강 유지, 암을 예방하는 효과까지 기대한다면 평생 운동을 하겠다는 각오가 필요한다. 건강하게 살고 싶다면 생을 마치는 순간까지 몸을 계속 움직여야 한다.

장내 미생물을 위한 호르몬 처방전

장내 미생물의 발견으로 달라진 의학사

인간의 눈으로 볼 수 있는 최소 크기는 약 100마이크로미터(100μm, 0.1mm)이다. 머리카락 한 올의 굵기가 약 50~100마이크로미터이므로 머리카락을 반으로만 쪼개 놓아도 육안으로 감별하기 힘들다. 성인의 장에 살고 있는 미생물의 평균 크기는 1~5마이크로미터밖에 되지 않는다. 그럼에도 총무게는 1~2kg에 달한다. 분명히 존재하지만 맨눈으로는 볼 수 없는 장내 미생물의 세계는 오래전부터 호기심의 대상이었다.

17세기 후반 현미경이 발달하면서 장내 미생물을 눈으로 볼 수 있게 됐다. 그러나 이후로도 오랫동안 사람들은 장내 미생물이 무슨 일을 하는지 알지 못했다. 장내 미생물에 대한 본격적인 연구를 시작한 이는 러시아의 동물학자이자 면역학자 엘리 메치니코프 Élie Metchnikoff이다. 요구르트를 즐겨 마시는 불가리아 농부들이 장수하는 것을 본 그는 "노화가 장내에서 발생하는 부패로 유발된다"라는 가설을 발표했다. 비록 그의 주장에는 여러 오류가 있었지만 장내 미생물이 노화와 건강에 영향을 미친다는 주장이 알려지게 됐다.

이후 연구가 활발해지며 장내 미생물이 면역, 대사, 신경계 등 우리 몸 전반에 중요한 영향을 미친다는 것이 밝혀졌다. 또한 '인체가 단순히 세포의 집합체가 아니라 수많은 미생물이 공존하는 생태계'라는 색다른 시각도 생겨났다.

장내 미생물이 잘 살아야 살도 빠진다

인간은 장내 미생물과 공생하는 관계다. 인간은 장내 미생물에게 적절한 환경(온도, 습도)과 풍부한 먹잇감을 제공하고, 장내 미생물은 인간에게 영양분 합성, 면역 시스템 조절, 장벽 강화 등 이로운 영향을 미친다.

장내 미생물이 인간에게 끼치는 영향 중에는 체중 조절도 있다. 장내 미생물은 인간이 섭취한 음식을 분해하고 소화하는 과정에서 에너지 대사를 조절하고 포만감을 높여 과식을 막는다. 신경전달물질과 호르몬 분비에도 영향을 주어 식욕과 포만감을 조절한다. 또한 염증을 조절해 장벽이 잘 유지되도록 돕는다.

그러나 이러한 이로운 영향력은 장내 '이로운' 미생물이 잘 살아 있을 때 가능한 이야기다. 장에는 유익균 Probiotics도 있지만 중간균 Commensals과 유해균 Pathogens도 존재한다. 유익균이 많아야 소화도 잘 되고, 면역력도 좋아지고, 살도 잘 빠진다. 반대로 유해균이 많아지면 장내 환경이 나빠지고, 면역력은 떨어지며, 살도 찐다.

장내 미생물에게 제대로 먹이를 주고 있나요?

식단 조절을 하고 운동도 하고 있는데 살이 잘 빠지지 않는다면 장내 미생물에게 제대로 된 먹이를 주고 있는지 확인해야 한다. 유익균의 주요 먹이는 식이섬유다. 야채에 많이 들어 있지만 인간은 소화하지 못한다. 유익균은 식이섬유를 먹어야 제대로 생존하며 인간에게 좋은 영향을 끼칠 수 있다. 통곡물과 채소·과일, 콩·견과류, 발효식품 등이 필요하다.

반대로 유해균의 주요 먹이는 고지방, 고단백질, 단순당(설탕)이다. 유해균은 인간의 몸에 흡수되고 남은 것들을 먹고 독성 물질이나 부패 물질을 만들어 낸다. 장내에 어떤 균이 많은지는 키트로 배변을 채취해 검사해 보면 쉽게 알 수 있다. 자가 진단을 위해서는 평소 배변 습관과 상태, 소화기 증상, 피부나 컨디션을 확인하는 방법이 있다. 변비나 설사, 식사 후 더부룩함, 피부 트러블이 잦고 몸이 잘 붓는다면 장내 미생물 생태계를 점검해 보길 권한다.

스트레스를 관리해야 미생물이 산다

스트레스는 장내 유익한 미생물을 죽이는 제1의 요건이다. 코르티솔 같은 스트레스호르몬은 장의 운동성과 소화액 분비를 교란시키고 장벽을 약하게 만든다.

약해진 장벽 때문에 유해균이 혈액으로 침투하면 '장누수 증후군'까지 발병할 수 있다. 장누수 증후군은 전신 염증이나 자가면역 질환, 소화기 질환을 불러오며, 아토피와 여드름 같은 피부 질환도 생길 수 있다. 장뇌축의 영향으로 만성피로와 집중력 저하, 우울증, 불안 장애 같은 정신신경학적 증상도 나타날 수 있다.

장누수 증후군은 치료가 쉽지 않다. 장내 미생물 불균형이 장의 점막에 염증을 일으키고, 이것이 다시 스트레스 반응을 불러오는 악순환을 만들기 때문이다. 스트레스를 관리하며 유익균을 위한 식단도 챙겨 먹기로 했다면 최소 2주는 꾸준히 지속해야 한다. 통상 6주 이상이 되면 장내 미생물 환경이 안정적으로 자리를 잡아 신체적 증상까지 개선될 수 있다.

호르몬으로
비만을 치료한다

비만은 질환이다

"그냥 덜 먹고 더 움직이면 되는 것 아냐?" 비만을 단순히 나태함이나 의지 부족으로 보는 사람들이 많다. 그러나 세계보건기구는 비만을 고혈압이나 당뇨병처럼 꾸준히 관리해야 하는 만성질환으로 규정하고 있다. 단순히 체중이 많이 나가는 상태가 아니라, 신체의 복잡한 대사 과정에 이상이 생겨서 나타나는 의학적 문제로 진단하는 것이다.

비만을 일으키는 주요 원인은 유전적 요인, 호르몬 불균형, 스트레스와 같은 정신적 요인과 잘못된 식습관과 생활 환경 등이 있다. 따라서 단순히 식욕을 억누르는 것만으로는 해결이 되지 않는다. 당뇨병, 심혈관 질환, 고혈압, 관절염 등 수많은 합병증도 불러올 수 있는 비만은 적극적인 치료만이 답이다.

한방 다이어트의 명암

한방 다이어트로 비만을 치료하는 환자들이 늘고 있다. '개인의 체질을 파악해 한약과 침으로 몸의 균형을 되찾는다'는 설명이 이상적으로 들리기도 한다. 하지만 한방 다이어트는 아직 안전성과 효과 면에서 과학적 검증이 완료되지 않았다. 제대로 증명되지 않은 약재를 사용하거나 무분별한 시술은 그 자체만으로도 문제가 있으니 차치하고, 처방에 사용되는 약재의 부작용에 대해서 제대로 알고 복용할 필요가 있다.

대표적으로 '마황'은 한방 다이어트의 핵심 재료로 교감신경을 흥분시키는 성분인 에페드린Ephedrine을 함유하고 있다. 뇌의 식욕 중추를 자극해 배고픔을 덜 느끼게 하고, 몸의 열 생산을 늘려 체지방 분해를 도우며, 피로감을 줄여 활력을 느끼게 해 준다. 하지만 교감신경이 과하게 흥분되면 가슴 두근거림, 손 떨림증과 신경과민, 불면증, 어지럼증, 입 마름이 부작용으로 나타날 수 있다. 본인의 건강 상태와 기저 질환을 정확히 알고 맞춤 처방을 하지 않으면 심혈관을 비롯하여 신체 전반에 문제가 생길 수 있다.

비만 치료제의 유혹

삭센다, 위고비, 젭바운드는 최근 비만 치료에서 주목받는 'GLP-1' 계열의 약물들이다. 이 약들은 2형 당뇨병 환자의 혈당 조절을 위해 개발되었는데, 식욕 억제와 포만감 증진 효과가 뛰어나 비만 치료제로도 승인을 받았다. 높은 가격에도 불구하고 수요가 폭발적으로 급증하고 있다.

재밌는 것은 비만 치료제의 원료인 GLP-1이 우리 몸에서 자연적으로 분비되는 호르몬 중 하나라는 점이다. GLP-1은 소장 하부와 대장에서 분비되는 호르몬으로 인슐린의 분비를 증가시키고, 위장관의 운동을 느리게 해 포만감을 지속시킨다. 또한 간에서 포도당 합성을 억제해 혈당을 낮추고, 췌장에서 인슐린 분비를 늘린다. 이 같은 효능은 당뇨병 환자들에게 필요한 것이어서 당뇨병 환자들에게 GLP-1은 '만능호르몬'으로도 불린다.

제약사들은 당뇨 치료를 위해 오래전부터 GLP-1을 연구했고, GLP-1과 유사한 작용을 하는 GLP-1 유사체를 개발해 약으로도 시판했다. 그런데 약을 복용한 환자들에게서 살이 빠지는 의도치 않은 부작용이 나타났다. 넓은 시장성을 확인한 제약사들은 약의 이름만 바꿔 비만 치료제를 내놓았는데, 앞서 언급한 3가지 약물이 대표적이다.

내 몸의 GLP-1으로 비만을 치료하자

GLP-1 유사체의 최대 장점은 기존 다이어트 약처럼 중추신경을 흥분시키지 않고 식욕을 억제시킨다는 점이다. 다만 소화작용이 느려져 구토와 설사, 변비가 나타날 수 있다. 그러나 일반인이 GLP-1 유사체를 복용하는 것은 쉽지 않다. 의사의 처방전을 받는다 해도 건강보험이 적용되지 않는 높은 가격은 상당한 부담이다.

돈도 들지 않고 부작용도 없이 GLP-1의 효과를 누리는 방법이 아주 없는 것은 아니다. 인체에서 GLP-1의 분비를 자연스럽게 늘리도록 해 보는 것이다. 식단을 관리하고 생활 습관을 바꾼다면 GLP-1의 효과를 누릴 수 있다. GLP-1 분비를 늘리는 식단의 핵심은 양질의 식사에 있다. 단백질과 식이섬유, 건강한 기름은 GLP-1 분비를 자극한다. 인공감미료가 첨가되지 않은 콩과 두부, 계란과 생선이 좋다. 통곡물과 채소, 과일, 콩류, 견과류도 GLP-1의 분비를 늘린다. 불포화지방산이 많은 올리브유와 아보카도도 추천한다.

생활 습관은 충분한 수면과 규칙적 운동, 스트레스 피하기가 대표적이다. 수면 부족과 스트레스(코르티솔)는 GLP-1의 분비를 감소시킨다. 잘 먹고 잘 자는 사람들이 살이 찌지 않는 것도 GLP-1의 효과를 제대로 누리고 있기 때문이다.

하루15분 호르몬 처방전 1

혈당 스파이크를 막는 계단 운동

밥만 먹으면 졸려요

음식을 먹고 난 후 혈당이 급격하게 치솟았다가 다시 급격하게 떨어지는 현상을 '혈당 스파이크'라고 한다. 정제된 탄수화물을 많이 먹은 경우 소화 흡수 속도가 빨라 포도당이 혈액으로 한꺼번에 들어간다. 인슐린은 포도당을 근육으로 옮기며 혈당을 낮추는데, 들어온 포도당이 너무 많거나 세포 내 인슐린 저항성이 있으면 포도당을 제대로 옮기지 못한다. 혈당이 떨어지지 않으면 췌장에서는 더 많은 인슐린을 분비하는데, 갑자기 혈당이 떨어지는 '반응성 저혈당' 상태가 찾아온다.

이때 에너지원을 잃어버린 뇌는 피로감과 졸음을 유발한다. 식사 후에 어느 정도의 식곤증이 나타날 수 있지만 증상이 반복적으로 찾아온다면 혈당 스파이크와 인슐린 저항성을 의심해야 한다.

식후 30분이 중요하다

혈당 스파이크를 해결하기 위해서는 식후 30분 내에 적당한 운동을 시작하는 것이 좋다. 식사 직후에 운동을 권하지 않는 이유는 소화를 위해 위장으로 몰려 있는 혈액이 근육으로 분산되면 소화불량이나 복통을 유발할 수 있기 때문이다. 또한 식사 직후는 아직 충분히 혈당이 오르지 않은 때이다.
　혈당 스파이크는 식사 시작 후 1~2시간 이내 시작된다. 식사 시간을 넉넉히 30분 정도로 고려할 때 식사를 마치고 30분 후부터 혈당 스파이크가 나타나는 셈이다. 이때부터가 중요하다. 식후 운동으로 근육이 포도당을 직접 사용하면 높아진 혈당을 금방 낮추어 혈당 스파이크도 효과적으로 개선할 수 있다.

숨이 차지 않을 정도로 계단을 오르자

계단 오르기는 운동할 공간이 따로 필요 없다. 아파트에 머무는 가정주부도, 사무실에서 일하는 직장인도 모두 가능하다. 천천히 계단을 오르면 몸에 무리를 주지 않으면서도 혈당을 빠르게 낮출 수 있다. 15분 계단 오르기로 혈당 스파이크를 해결해 보자.

하루 15분 계단 운동

① **워밍업(3분)**: 준비운동이나 평지 걷기로 몸을 풀어 준다. 가볍게 몸을 움직여 심박수를 서서히 올린다.

② **본 운동(10분)**: 5분간 계단을 오르는데 한 칸씩 천천히 오른다. 호흡을 고르게 유지하며 오르는 것이 중요하다. 너무 힘들면 난간을 잡고 올라가도 좋다. 다 오른 후에는 천천히 다시 계단을 내려온다. 무릎에 부담이 가지 않도록 중심을 잡고 한 칸씩 천천히 내려온다.

③ **쿨다운(2분)**: 종아리와 허벅지 근육을 늘려 주는 스트레칭으로 마무리한다. 벽을 짚고 서서 한쪽 다리를 뒤로 접어 허벅지 앞쪽을 늘리거나, 한쪽 발을 뒤로 빼고 뒷다리를 늘려 준다.

하루 15분 호르몬 처방전 2

렙틴 분비를 촉진하는 식사법

천천히 먹는 것부터 시작해야 하는 이유

혈당을 조절하고 다이어트에 성공하려면 배고픔과 잘 싸워 이겨야 한다. 렙틴은 지방세포에서 분비되는 '식욕억제호르몬'으로, 포만감을 느끼게 해 과식을 막는다. 렙틴에 잘 반응하는 몸을 만들면 포만감을 잘 느껴 제때 식사를 멈출 수 있다.

우선 천천히 오래 씹기를 실천해야 한다. 렙틴은 식사를 시작하고 20분쯤 지나야 분비되기 시작한다. 음식을 빨리 먹으면 렙틴이 분비돼 포만감을 느끼기 전에 이미 엄청난 양의 음식을 먹게 된다. 과식을 막기 위해서는 천천히 오래 씹어야 한다.

아침 식사는 득일까, 독일까?

얼마 전부터 일일일식-日-食 열풍이 엄청나게 불고 있다. 간헐적 단식을 실천하는 일일일식은 칼로리를 제한하고 에너지를 사용할 수 있는 충분한 시간을 확보한다는 점에서 다이어트 효과가 있다. 보통 아침 식사는 건너뛰고 늦은 점심을 먹는다. 그러나 혈당 관리 면에서 이런 패턴은 좋은 선택이 아니다.

하루의 식사를 한 끼에 몰아서 먹으면 혈당 스파이크가 발생할 위험이 높다. 게다가 당뇨병 환자들은 저혈당 위험이 높아진다. 적당량을 세끼에 나눠 먹어야 혈당 스파이크도 저혈당도 예방할 수 있다.

아침밥을 거르지 않고 하루 세끼를 먹기를 권한다. 아침밥을 거르면 식욕을 촉진하는 그렐린이 증가해 점심과 저녁에 폭식으로 이어질 수 있다. 폭식 예방과 렙틴의 작동을 잘 유지하기 위해 아침밥을 빼먹지 말자.

과당은 줄이고 단백질은 올리는 식단 관리

혈당을 조절하고 다이어트 효과도 높이는 렙틴 호르몬 활용법을 소개한다. 과당을 줄이고 단백질을 올리는 것이 핵심이다. 먼저 과당에 대해 알아보자. 과당은 포도당과 달리 인슐린 분비를 자극하지 않는다. 그러나 바로 여기서 문제가 생긴다. 인슐린이 충분히 분비되지 않으면 렙틴도 제대로 분비되지 않는다. 포만감을 느끼지 못해서 식사량을 조절할 수 없다.

다음으로 단백질 섭취가 중요하다. 단백질은 그렐린 분비를 억제해 공복감을 완화시킨다. 렙틴 분비도 활성화되어 포만감이 오래 지속된다. 두부, 우유, 달걀 같은 좋은 단백질을 매끼 조금씩 나눠 먹으면 렙틴의 효과를 제대로 누릴 수 있다.

마지막으로 '하루 15분 식단 정리'를 추천한다. 식사 일지를 쓴다고 생각하면 쉽다. 식사나 간식을 먹고 기록을 하면 된다. 과당을 얼마나 먹었는지, 단백질은 제대로 먹고 있는지 점검하고 식단을 개선해 나간다. 잘못된 습관도 알아야 고칠 수 있다. 하루 15분 식단 관리로 올바른 식사법을 실천할 수 있다.

하루 15분 호르몬 처방전 3
당뇨를 낮추는 블랙푸드 밥상

블랙푸드의 혈당 조절 효과

블랙푸드는 검은콩, 흑미, 검은깨, 블루베리, 아로니아, 가지 등 검은빛을 띠는 곡물과 채소, 과일을 말한다. 모두 안토시아닌Anthocyanin과 식이섬유, 항산화 물질이 풍부해 혈당 조절에 큰 도움이 된다.

안토시아닌은 검은색을 내는 색소로, 인슐린 민감성을 개선하고 저항성을 낮춘다. 혈관을 튼튼하게 하고 혈액순환을 원활하게 하여 당뇨 합병증을 예방한다. 식이섬유는 탄수화물의 소화와 흡수를 늦춰 혈당이 급격히 올라가는 것을 막아 준다. 포만감을 유지시켜 과식을 막는 효과도 있다. 블랙푸드의 항산화 물질은 활성산소를 제거해 췌장의 건강을 지키고 인슐린 분비를 돕는다.

블랙푸드의 효능

검은콩	식이섬유와 단백질이 풍부해 혈당 조절과 포만감 유지에 탁월하다. 콩에 함유되어 있는 이소플라본은 혈액순환을 돕고 당뇨 합병증을 예방한다.
흑미	현미보다 식이섬유와 항산화 물질이 더 많이 들어 있다. 감마오리자놀 성분은 콜레스테롤 수치를 낮춰 혈관 건강을 지킨다.
검은깨	불포화지방산과 식이섬유가 풍부해 혈중 콜레스테롤을 낮추고 혈액순환을 원활하게 한다. 세사민, 세사몰린 등의 항산화 성분도 다량 함유하고 있다.
블루베리, 아로니아	베리류에는 안토시아닌이 풍부하다. 특히 아로니아는 안토시아닌 함량이 높다. 혈당 조절과 눈 건강에 효과적이다.
가지	식이섬유가 많아 혈당 조절을 돕고, 폴리페놀 성분이 혈압을 낮춘다.

쉬운 음식부터 식단에 쏙쏙

일상에서 쉽게 먹을 수 있는 블랙푸드 식단은 너무나 많다.

15분의 짧은 시간만 들여도 뚝딱 챙겨 먹을 수 있는 조리법을 소개한다. 조리법은 1~2인분을 기준으로 한다.

① 흑미검은콩밥

효과　　흑미와 검은콩을 섞어 밥을 지으면 탄수화물 양을 줄이고, 식이섬유와 단백질을 보충할 수 있다.

만드는 법　쌀 1컵, 흑미 1/4컵, 불린 검은콩 1/4컵을 섞어 밥을 짓는다.

② 검은콩두유셰이크

효과　　식이섬유와 단백질이 풍부한 검은콩과 두유는 아침 식사 대용으로 좋다.

만드는 법　삶은 검은콩 1/2컵, 저지방 우유 또는 두유 1컵, 견과류(검은깨, 호두 등)를 넣고 믹서로 간다.

③ 가지볶음

효과　　풍부한 식이섬유는 혈당 조절에 탁월한 도움을 준다.

만드는 법　가지 2개를 먹기 좋은 크기로 썰어 기름을 살짝 두른 팬에 볶다가 간장 1큰술, 다진 마늘, 참기름, 설탕 1작은술을 넣고 간을 맞춘다.

④ 아로니아/블루베리 샐러드

효과　　샐러드에 아로니아나 블루베리를 추가해 맛과 영양을 더한다.

만드는 법　신선한 채소에 닭가슴살과 견과류를 올리고, 아로니아 또는 블루베리를 뿌려 준다. 칼로리가 낮은 오리엔탈이나 발사믹 소스를 곁들인다.

⑤ 검은깨드레싱

효과　　지나치게 달거나 영양가가 부족한 시판 드레싱이 아닌 건강한 드레싱을 섭취함으로써 블랙푸드의 효능을 챙길 수 있다.

만드는 법　검은깨 2큰술, 식초 1큰술, 올리브유, 꿀, 소금 적당량을 믹서에 갈아 드레싱을 만든다. 샐러드나 두부, 닭가슴살 위에 뿌려 먹는다.

하루15분 호르몬 처방전 4

콜레스테롤을 낮추는 건강 밥상

좋은 콜레스테롤과 나쁜 콜레스테롤?

콜레스테롤은 세포막을 만들고 호르몬을 합성하는 원재료로, 우리 몸에 꼭 필요한 성분이다. 다만 HDL 콜레스테롤과 LDL 콜레스테롤은 하는 일이 다르다. 많고 적음에 따라 건강에 독이 될 수 있어 좋은 콜레스테롤HDL과 나쁜 콜레스테롤LDL로 구분해 부르기도 한다.

HDL 콜레스테롤은 혈관 청소부로 불린다. 몸에 쌓인 불필요한 콜레스테롤을 흡수해 간으로 운반한다. HDL이 높으면 심혈관 질환의 위험이 감소한다. LDL 콜레스테롤은 간에서 혈관 벽과 조직으로 운반되는 콜레스테롤이다. 양이 많으면 혈관 벽에 쌓여 동맥경화를 유발할 수 있어 나쁜 콜레스테롤로 분류된다.

 콜레스테롤 관리는 단순히 콜레스테롤의 총합으로만 볼 것이 아니라 HDL과 LDL의 비율을 고려해야 한다. 총콜레스테롤은 200mg/dL, LDL 콜레스테롤은 130mg/dL 미만으로 유지하는 것이 좋다.

식이섬유와 불포화지방산이 필요해

콜레스테롤 조절을 위해서는 식이섬유와 불포화지방산이 필요하다. 식이섬유는 소화가 잘 안 되다 보니 장에서 콜레스테롤의 흡수를 방해한다. 또한 담즙산(간에서 만들어져 담낭에 저장되는 담즙의 핵심 성분) 배출을 촉진해 간에서 콜레스테롤을 잘 이용하게 만든다. 특히 물에 녹는 수용성 식이섬유는 혈중 콜레스테롤을 낮추는 효과가 크다.

 상온에서 액체 상태를 유지하는 불포화지방산은 HDL 콜레스테롤은 높여 주고, LDL 콜레스테롤은 낮춘다고 알려져 있다. 오메가-3, 6, 9가 대표적이다. 혈액순환을 원활하게 해 관런 질환의 위험을 낮추고, 뇌와 신경조직을 구성해 기억력과 인지 기능도 향상시켜 준다. 우리 몸이 스스로 만들어 내지 못하는 필수지방산이므로 반드시 음식으로 섭취해야 한다.

콜레스테롤 잡는 메인디시
베스트 3

식이섬유는 곡물류, 채소와 과일에 많다. 불포화지방산은 등 푸른 생선(고등어, 연어, 참치), 견과류(아몬드, 호두), 올리브유, 아보카도, 아마씨 등에 많이 들어 있다. 이런 재료들을 활용하면 콜레스테롤을 낮추는 식단을 준비할 수 있다. 간단하지만 영양소는 가득한 요리 3가지를 소개한다.

① 고등어구이(또는 찜)

만드는 법 팬에 올리브유를 살짝 두르거나, 오븐 또는 에어프라이어에 구워 기름을 뺀다. 찌는 것도 추천한다.

② 두부조림

만드는 법 두부 1모를 도톰하게 썰어 노릇하게 구운 후, 간장 2큰술과 다진 마늘, 설탕, 참기름 1작은술을 넣어 조린다. 고춧가루를 추가하면 칼칼한 맛을 더할 수 있다.

③ 닭가슴살채소볶음

만드는 법 닭가슴살을 브로콜리, 파프리카, 양파 등 다양한 채소와 함께 볶는다. 기름 대신 물을 살짝 넣어 볶으면 더 담백하다.

하루15분 호르몬 처방전 5

근육을 만드는
단백질 집중 밥상

하루 계란 하나면 충분하다?

하루에 필요한 단백질 섭취량은 정해져 있다. 체중 1kg당 0.8~1g의 단백질 섭취가 적당하다. 70kg 체중이라면 56~70g 이면 된다. 계란이 약 60g 정도니, 하루에 계란 한 알이면 적당하다.

그러나 운동을 하거나 나이가 들면 이보다는 더 먹기를 권장한다. 근육 성장을 위해서는 체중 1kg당 약 1.2g~2.0g의 단백질이 필요하고, 노년에 나타나는 근감소증을 예방하기 위해 1kg당 1.4g이 권장된다. 고로 단백질 권장량은 조금 넘치듯 먹는 것이 좋고 닭가슴살, 소고기, 생선, 콩, 유제품 등 다양한 식품을 골고루 먹기를 권한다.

탄수화물과 채소가
근육 합성과 회복을 돕는다

근육에 대한 오해 중 하나는 '단백질만 필요하다'는 것이다. 운동 후 회복 단계에서는 탄수화물, 비타민, 미네랄이 포함된 균형 잡힌 식단이 필요하다. 근육의 성장은 운동(미세한 손상 발생)과 회복(휴식과 영양 보충)의 반복을 통해 이루어진다. 손상된 근섬유는 회복 과정을 거쳐 점점 더 두꺼워진다.

근육은 글리코겐(포도당의 저장 형태)을 에너지원으로 사용하는데, 회복 과정에서 소모된 글리코겐도 보충한다. 이때 탄수화물이 제대로 공급되지 않으면 근육을 분해해 에너지원을 채우게 된다. 쉽게 말하면 근손실이 일어난다. 비타민과 미네랄은 운동 후 발생하는 산화 스트레스를 줄여 주므로 부족하지 않도록 섭취하는 것이 좋다.

튀기지 말고 굽거나 찌거나 삶기

근육을 만들기 위해서는 재료도 중요하지만 조리 방법도 중요하다. 튀김 요리는 트랜스지방과 포화지방 함량이 높아 콜레스테롤 수치를 높인다. 굽기, 찌기, 삶기 등 건강한 조리법을 선택해야 한다. 적당량의 탄수화물과 야채를 함께 먹을 수 있는 단백질 뚝딱 밥상을 소개한다.

① 닭가슴살샐러드덮밥

재료　　닭가슴살(훈제 또는 삶은 것), 샐러드용 채소, 현미밥, 방울토마토, 병아리콩, 올리브유, 발사믹드레싱(또는 오리엔탈드레싱)

만드는 법　　현미밥을 밥그릇에 담고, 닭가슴살을 먹기 좋은 크기로 찢거나 썰어 올린다. 샐러드용 채소와 방울토마토, 병아리콩을 곁들인다. 올리브유와 발사믹드레싱을 뿌려 마무리한다.

② 고등어김치찜

재료　　고등어(통조림 또는 생물) 1마리, 잘 익은 김치 1/4포기, 양파 1/2개, 물, 다진 마늘, 약간의 간장

만드는 법　　조리 시간을 줄이고 싶다면 통조림 고등어를 사용한다. 냄비에 김치를 깔고 고등어를 올린 후 양파, 다진 마늘, 간장을 넣

는다. 물을 붓고 김치가 부드러워질 때까지 끓인다.

③ 두부스크램블에그

재료   두부 1/2모, 달걀 2개, 양파 1/2개, 당근 1/2개, 소금, 후추, 약간의 올리브유

만드는 법   두부는 면포에 싸서 물기를 짜서 준비한다. 팬에 올리브유를 두르고 잘게 썬 양파와 당근을 볶다가 두부를 넣고 같이 으깨어 볶는다. 달걀까지 풀어 스크램블하듯 볶은 후 소금과 후추로 간을 맞춘다.

④ 콩비지찌개

재료   콩비지 300g, 돼지고기 등심(다짐육) 100g, 김치 1/4포기, 양파 1/2개, 다진 마늘 1큰술

만드는 법   냄비에 다진 돼지고기를 넣고 볶다가 잘게 썬 김치와 양파를 넣고 함께 볶는다. 콩비지를 넣고 물을 약간 부어 끓이다가 다진 마늘을 넣고 마무리한다.

하루 15분 호르몬 처방전 6

혈당 낮추고 근육 늘리는 코어 운동

팔다리를 움직이는 데 왜 코어 근육이 중요할까?

우리가 하는 운동은 대부분 팔과 다리를 이용한다. 걷거나 뛰는 것은 다리가 한다. 수영은 팔과 다리로 물의 저항을 이겨 낸다. 배드민턴이나 테니스 같은 구기 종목도 다리로 몸을 지탱하고 팔로 공을 친다. 그런데 왜 다들 코어 근육이 중요하다고 할까?

'선행적 자세 조절 이론'은 우리 몸이 특정 동작을 수행할 때 미리 자세를 안정화시키기 위해 무의식적으로 근육을 수축시킨다는 이론이다. 예를 들어 팔을 들어 올리는 동작을 할 때도 몸이 앞으로 쏠리는 것을 막기 위해 복근과 등 근육이 먼저 수축해 몸통의 안정성을 확보한다. 이런 식으로 팔다리를 움직일 때마다 몸의 중심을 잡는 코어 근육이 먼저 활성화된다.

만약 코어 근육이 제 역할을 하지 못하면 우리 몸은 금세 위험에 노출된다. 균형을 제대로 유지할 수 없어 이동이 어려워지고, 힘이 효율적으로 전달되지 못해 팔다리의 힘이 약화된다. 중심이 흔들려 관절에 부담이 늘고 부상 위험도 커진다. 노화로 나타나는 다양한 질환을 예방하기 위해서도 코어 근육을 잘 지켜야 한다.

필라테스가 혈당을 낮추는 원리

대표적인 코어 운동으로 알려진 필라테스는 운동법 중 창시자가 알려진 몇 안 되는 운동이다. 1차 세계대전 중 독일인이라는 이유로 영국 포로수용소에 갇힌 요제프 필라테스Joseph Hubertus Pilates는 좁은 수용소에서 할 수 있는 운동을 고민하다 고대 그리스와 로마의 운동법부터 현대의 다양한 운동법을 익혀 자신만의 운동법을 만들었다. 그의 운동법을 따랐던 포로들이 전염병이 창궐하던 시기에도 건강을 유지해 효과까지 입증했다. 이후 미국으로 건너간 필라테스와 그의 제자들에 의해 발전하게 된 필라테스 운동법은 현재까지 근력과 코어 근육 강화, 자세 교정, 재활 치료 등 다양한 목적으로 활용되고 있다.

현대의 필라테스는 혈당을 낮추고 근육을 늘리는 데 효과적인 운동으로 알려져 있다. 근육을 발달시켜 체지방을 줄이고 발달된 근육이 포도당을 소비해 혈당을 낮추기 때문이다. 저강도부터 중강도까지 다양한 형태로 진행돼 부상의 위험이 적다는 것도 장점으로 꼽힌다.

코어 근육을 강화하는 HIIT의 효과

앞서 소개한 고강도 인터벌 트레이닝 HIIT는 코어 근육 단련에 가장 적합한 운동이다. 짧은 시간 안에 심박수를 올려 운동 효과를 극대화하고, 운동 후에도 칼로리 소모가 이어질 수 있다. 근육량을 늘려 기초대사량도 끌어올린다.

크런치(윗몸일으키기의 중간 자세), 플랭크(바닥에 엎드려 어깨부터 발끝가지 일직선을 만들어 띄우는 자세), 마운틴 클라이머(엎드린 자세에서 다리를 빠르게 교차시키는 자세) 등 HIIT는 대부분 전신 복합 운동이다. 팔다리를 빠르게 움직이는 동안 코어 근육이 균형과 안정성을 유지한다. 몸을 비틀거나 회전시키는 동작이 많아질수록 균형감을 키우는 데 유리하다. 전신 협응력을 키우며 인체 전반의 운동 능력을 끌어올릴 수 있다. 또한 HIIT는 척추 안정성과 전신 안정성, 운동 능력 향상이라는 세 마리 토끼를 모두 잡을 수 있다.

근육을 키우는 15분 코어 운동 루틴

전신의 근육을 발달시켜 혈당을 조절하고, 부상의 위험이 적은 동작들로 15분 코어 운동 루틴으로 만들어 보았다. 30초 동안 최대한 집중해서 동작을 수행하고, 15초 동안 몸을 이완시킨다. 강력한 자극을 주어 근육을 강화하고 체지방을 태우는 데 매우 효과적임에도 HIIT 루틴을 하는 데는 15분도 걸리지 않는다. 아래 동작들을 순서대로 진행하고 1분간 휴식하는 형태로 3세트씩 반복한다.

코어 운동 루틴은 혈당 조절에 중요한 하체와 코어 근육을 집중적으로 강화해 혈당 안정화에 도움이 된다. 집에서 매트를 깔고 간단히 따라 할 수 있는 동작들이다. 근육과 함께 건강을 키우는 매일을 만들어 보자.

1. 레그 레이즈

① 바닥에 누워 손을 엉덩이 아래에 넣되, 허리가 뜨지 않도록 주의한다.
② 두 다리를 천천히 들어 올렸다가 다시 천천히 내린다.
③ 다리가 바닥에 완전히 닿기 직전 멈춰서 하복부 긴장을 유지한다.
④ 10회씩 3세트 반복한다.

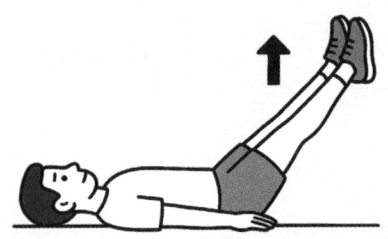

2. 스쿼트

① 두 발을 어깨너비로 벌리고 선다.
② 무릎이 발끝보다 앞으로 나오지 않도록 엉덩이를 뒤로 빼면서 천천히 앉는다.
③ 허리를 곧게 펴고 허벅지가 바닥과 평행이 될 때까지 내려간다.

④ 10회씩 3세트 반복한다.

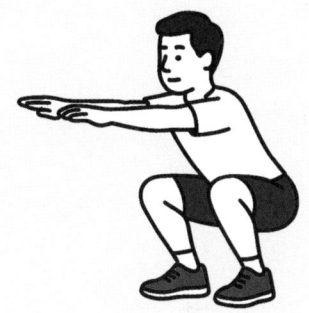

3. 크런치

① 바닥에 누워 무릎을 세우고 손은 머리 뒤에 둔다.

② 복부의 힘으로 상체를 들어 올리되, 허리가 바닥에서 떨어지지 않도록 한다.

③ 턱이 가슴에 닿지 않도록 한다.

④ 10회씩 3세트 반복한다.

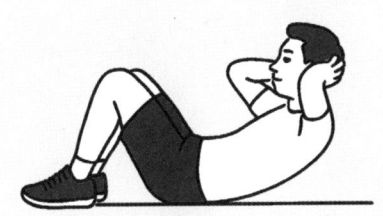

4. 러시안 트위스트

① 바닥에 앉아 상체를 살짝 뒤로 젖히고 무릎을 구부려 발을 바닥에서 뗀다.

② 복부의 힘으로 상체를 좌우로 비튼다.

③ 균형을 잡기 힘들다면 발을 바닥에 내려놓고 진행한다.

④ 10회씩 3세트 반복한다.

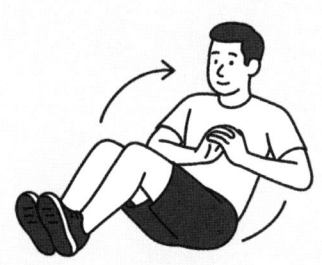

5. 플랭크

① 팔꿈치를 바닥에 대고 엎드려 어깨와 팔꿈치가 일직선이 되도록 한다.

② 몸통은 머리부터 발끝까지 일직선을 유지하고, 이때 엉덩이가 처지거나 너무 올라가지 않도록 한다.

③ 20~30초씩 2세트 반복한다.

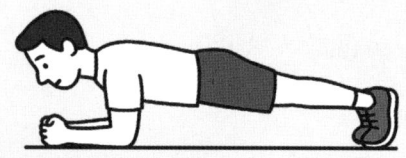

6. 마운틴 클라이머

① 팔을 펴고 엎드려 플랭크 자세를 취한다.

② 한쪽 무릎을 가슴 쪽으로 빠르게 당겼다가 제자리로 돌아가고, 반대쪽 무릎을 당기는 동작을 반복한다.

③ 엉덩이가 들리지 않도록 코어에 힘을 주고 빠르게 움직인다.

④ 양쪽 20회씩 2세트 반복한다.

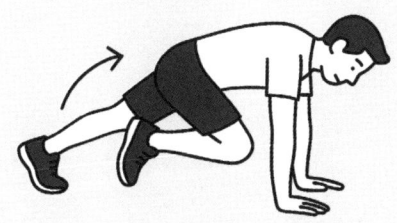

하루15분 호르몬 처방전 7

자세 교정 스트레칭으로 비만을 바로잡는다

척추의 곡선이 사라지면 통증이 시작된다

나이가 들면 '통증'이 친구가 된다. 관절을 보호하는 연골이 닳으면서 얇아지는데, 점차 제 역할을 못하는 이유가 가장 크다. 그러면 뼈와 뼈가 직접 부딪히면서 통증과 염증을 유발하는 퇴행성 관절염이 생긴다. 수분 감소도 이유가 된다. 척추의 디스크(추간판)는 수분을 많이 먹고 있는 젤리 형태로 존재하는데, 노화가 진행되면 수분을 잃으면서 딱딱해진다. 충격을 흡수하는 능력이 떨어지니 작은 충격에도 균열이 생기거나 찌그러져 신경을 누르게 된다. 마지막으로 근육량 감소도 통증의 원인이 될 수 있다. 관절과 뼈를 지지하는 근육이 사라지면 관절에 부담이 커져 통증이 생긴다.

잘못된 자세는 통증을 더욱 심하게 한다. 한곳에 압력을 집중하는 자세는 연골과 디스크의 마모를 심하게 하고, 근육의 불균형을 일으킨다. 특히 척추의 S가 곡선이 무너지면 목과 척추의 디스크 탈출로 신경마비까지 올 수 있다.

자세만 고쳐도 살이 빠진다?

잘못된 자세는 몸의 내부 기능에도 영향을 미친다. 대사 증후군을 유발하거나 악화시킬 수도 있다. 구부정한 자세는 혈액순환을 방해하며, 가슴 부위가 좁아져 폐를 압박하고, 호흡을 얕게 해 심장으로 가는 산호 공급량을 줄인다. 장기적으로는 고혈압과 심혈관 질환의 발병 위험을 높인다.

장시간 잘못된 자세로 앉아 있으면 신진대사의 기능도 떨어진다. 포도당을 소비하지 못하고, 근육도 사용하지 않으니 당뇨병 발병 위험이 증가한다. 자세를 고치는 것만으로도 통증이 감소되고, 이는 운동 능력 회복으로 이어진다. 직접적으로 비만 해소에도 도움이 된다. 퇴행성 관절염을 치료받은 환자들은 운동량이 회복돼 체중 관리와 비만에서 자유로워지는 선순환으로 이어진다.

바른 자세를 만들어 주는 스트레칭

스트레칭은 자세를 교정하고 신진대사를 원활하게 한다. 굽은 어깨, 굽은 등, 틀어진 골반 등을 바로잡는 데 효과적이다. 통증을 줄이고 운동신경도 회복시켜 주는 15분 스트레칭 루틴을 활용해 보자. 동작을 할 때 숨을 깊게 들이마시고 내쉬면 근육이 쉽게 이완된다. 노폐물 배출을 위해 마친 후에는 물을 한 잔 마신다.

1. 흉추 스트레칭

① 한쪽 손바닥을 바닥에 대고 네발 기기 자세를 유지한 후, 반대쪽 팔은 머리 뒤에 둔다.
② 숨을 내쉬면서 머리 뒤에 있는 팔꿈치를 천장을 향해 회전시킨다.
③ 30초씩 양쪽으로 번갈아 가며 진행한다.

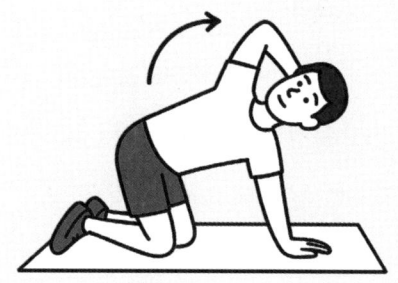

2. T-스파인 로테이션

① 옆으로 누운 자세에서 무릎을 가슴 쪽으로 끌어당긴다.

② 위쪽 팔을 앞쪽으로 쭉 뻗고, 숨을 내쉬면서 천천히 몸을 열어 뒤쪽으로 팔을 보낸다. 이때 시선은 손끝을 따라가고 무릎은 바닥에 붙인다.

③ 30초씩 양쪽으로 번갈아 가며 진행한다.

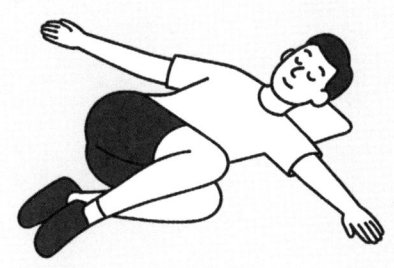

3. 둔근 및 이상근 스트레칭

① 네발 기기 자세에서 한쪽 다리를 앞으로 접어 엉덩이 아래에 놓는다.

② 반대쪽 다리는 뒤로 쭉 뻗고, 상체를 숙인다.

③ 엉덩이가 바닥과 가까워지도록 몸을 낮춘다.

④ 30초씩 양쪽으로 번갈아 가며 진행한다.

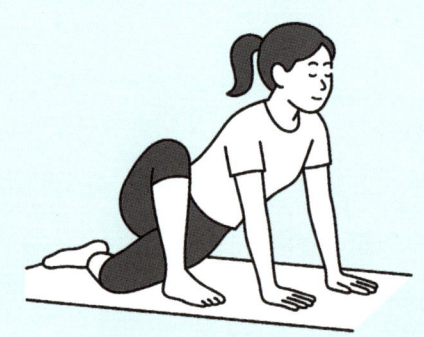

4. 햄스트링 스트레칭

① 바닥에 누워 한쪽 다리를 천장으로 들어 올린다.

② 손으로 허벅지 뒤나 종아리를 잡고, 다리를 몸쪽으로 지그시 당긴다.

③ 30초씩 양쪽으로 번갈아 가며 진행한다.

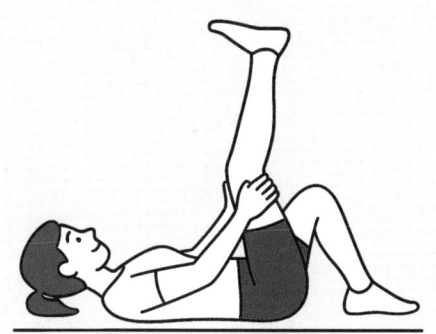

5

느리고 현명하게 나이 드는 호르몬 관리법

폭풍노화가 시작되는 갱년기

중년의 불청객, 갱년기가 찾아온다

"그 친구도 늙었네, 늙었어." 오랜만에 동창회에 갔다 돌아오는 길에 생각 없이 내뱉은 말이다. 친구들 역시 집에 돌아가는 길에 "철우도 별수 없이 늙었던데"라며 나의 안부를 전했을지 모른다. '인생의 허리'라고 하는 쉰 살에 접어들었으니 말이다.

50대에 접어드는 시기부터 누구를 만나든 대화 주제는 '건강'이다. 사회적으로 안정을 찾고, 아이들도 제법 크고 나니 그제서야 몸이 여기저기 아파 오기 시작한다. 내과, 정형외과, 신경외과 가릴 것 없이 병원을 다니고 챙겨 먹어야 하는 약도 하나둘 늘어난다. 모두들 불시에 찾아온 갱년기를 어떻게 넘겨 볼까 고민이 깊어진다.

노화를 가속화하는 갱년기

갱년기로 인해 인간은 더 빨리 늙고, 건강 수명까지 짧아진다. "이제 나도 늙었다"라는 앓는 소리가 절로 나오는 이유는 노화의 증상들을 알아채는 것이 너무 쉽기 때문이다. 노화는 가장 먼저 피부에서 나타난다. 피부가 얇아지면서 처지기 시작하고 주름은 깊어진다. 근육량이 감소해 몸을 움직이는 것이 힘들고 굼뜨다. 정신노화도 가속화돼 기억력은 떨어지고 집중력도 예전만 못하다.

 노화의 가속화는 건강 수명의 단축으로 이어진다. 2023년 기준 우리나라 사람들의 기대 수명은 86.4세이다. 그러나 건강 수명은 65세에 그친다. 65세부터 21년은 어떤 질병으로든 진단을 받고 약을 먹으면서 살아가게 된다. 심각한 질환은 아닐지라도 죽는 날까지 '유병자'로 살아가야 한다.

호르몬을 살뜰히 챙기며
사는 수밖에

"제가 왜 이렇게 됐는지 모르겠어요. 삶이 암담해요." 종합병원에서 갱년기 증상을 치료하는 곳은 산부인과, 비뇨기과 그리고 내분비과다. 내분비과를 찾는 환자들은 비교적 가볍지 않은 증상을 가진 환자들이 많다. 단순한 감정 기복이나 피로감을 넘어 일상에 지장을 줄 만큼 심각한 신체적, 정신적 증상을 호소한다. 밤에 잠을 자지 못할 정도로 안면 홍조가 심하다든가, 극심한 우울감으로 살고 싶지 않다는 생각을 자주 한다거나, 약을 먹어도 그때뿐인 통증으로 사는 것 자체가 고통스럽다거나, 갑작스레 살이 쪄서 엄청난 스트레스를 받고 있다거나 증상도 제각기 다양하다.

갱년기 고통이 심각해진 이유는 수명 연장 때문이다. 1900년대 초반 전 세계 평균 수명은 40대 중반이었다. 1926년에 확인된 한반도 사람들의 평균 수명은 33.7세에 불과했다. 길어진 수명을 인간의 건강 유전자가 따라잡지 못하고 있다. 장수는 정해진 숙명이다. 아프기 싫으면 건강을 살뜰히 챙기며 사는 수밖에 다른 방법이 없다.

참지 말고 버티지 말고

적극적인 치료와 호르몬 관리는 갱년기 증상을 호소하는 이들에게 가장 강조하는 것이다. 안타깝게도 많은 이들이 그저 참고 버티며 갱년기를 넘긴다. 때문에 갱년기 즈음 심혈관 질환, 골다공증, 근육량 감소와 관절염, 대사 증후군과 비만, 정신건강 문제가 급격히 늘어난다. 갱년기의 증상을 방치해 약을 먹는 시기를 앞당기고 심각한 질환까지 불러오는 경우도 상당수다.

호르몬 부족으로 나타나는 갱년기 증상은 생활 관리와 치료로 호전될 수 있다. 삶의 질을 다시 제자리로 올려놓을 수 있다. 게다가 노화를 늦추고 건강 수명도 연장시킬 수 있다. 그저 노화와 함께 찾아오는 당연한 고통이라고 생각하지 말고, 참지 말고 버티지 말고, 건강한 갱년기를 위한 호르몬 레시피를 시작해 보자.

갱년기 여성은
머리부터 발끝까지 아프다

올 게 왔구나!

은정 씨가 건강 걱정을 하기 시작한 건 1년 전부터다. 새벽에 깨서 화장실을 가는 일이 잦아졌다. 많게는 4번씩 화장실에 가니 잠을 푹 잘 수가 없었다. 컨디션도 오락가락했다. 가끔은 가슴에 난로를 켜 놓은 것처럼 열이 났다. 허리 아래로는 멀쩡한데 가슴부터 얼굴까지 벌겋게 달아올랐다. 땀도 많이 나니 바깥 활동이 힘들어졌다. 뭔가 사달이 났다는 생각에 은정 씨는 동네 병원을 찾았다.

증상을 설명한 후 은정 씨가 의사에게 들은 첫마디는 "이

제 올 것이 왔군요"였다. 그 자리에서 갱년기 진단을 받았다. 그러나 은정 씨는 쉽게 수긍이 가지 않았다. 규칙적으로 월경을 하고 있었기 때문이다. "생리를 잘 하고 있는데도 갱년기가 올 수 있나요?" 은정 씨는 의문을 품고 나에게 찾아왔다.

생리가 있어도 갱년기는 찾아올 수 있다

여성의 갱년기는 보통 40대 중반부터 50대 초반에 시작된다. 그리고 10년 이상 지속되는 것으로 알려져 있다. 월경 주기가 불규칙해지기 시작하는 '폐경 이행기'부터 월경이 완전히 멈추고 1년이 지난 시점을 '폐경 Menopause'이라고 정의한다.

그러나 갱년기의 증상들은 폐경보다 앞서 나타나며, 일부에서는 월경을 규칙적으로 하는 중에 나타나기도 한다. 갱년기 증상은 에스트로겐 분비에 영향을 받고, 월경은 난소의 배란으로 나타나기 때문이다. 에스트로겐이 오르락내리락하며 불규칙한 변동을 보이는 중에도 난소에서 규칙적으로 배란이 되면 월경 주기가 일정할 수 있다. 따라서 폐경 시점을 기준으로 하기보다 호르몬 수치와 증상을 바탕으로 갱년기를 진단하는 것이 맞다.

일반적으로 피검사에서 난포자극호르몬[FSH]이 40mIU/mL 이상으로 나오거나, 에스트라디올[E2]이 30pg/mL 미만일 때 폐경으로 진단한다. 이행기에는 호르몬 수치가 심하게 변동할 수 있으므로 정확한 진단을 위해 검사를 수차례 반복하는 경우도 있다.

왜 자꾸 얼굴이 달아오를까?

"호르몬이 널뛰기를 하는데, 얼굴은 왜 자꾸 붉어지고 화장실은 왜 자주 가나요?" 여성 갱년기 환자 중 열에 여덟은 비슷한 질문을 한다. 실제 폐경 이행기를 겪는 여성들 중 75%가 안면 홍조를 경험한다. 개인차가 크지만 보통 1~5년간 지속되며, 일부 여성들은 10년 이상 경험하기도 한다. 갑자기 얼굴과 목 가슴에 열감이 느껴지고 땀이 나는데 짧으면 1~5분, 심할 때는 30분씩 지속되므로 겪는 사람 입장에서는 매우 당황스럽다. 주변 사람들도 극심한 온도차 때문에 힘들어하곤 한다. 이 밖에 잦은 요의나 불면증 등 이상 증상이 나타나는 이유는 호르몬 감소가 연쇄적인 반응을 일으키기 때문이다.

우리 몸에서 체온, 수면, 식욕, 호르몬 분비 등을 조절하는 역할을 하는 곳은 뇌의 시상하부이다. 에스트로겐은 시상하부가 제대로 작동하도록 돕는 열쇠로써 기능한다. 그런데 에스트로겐이 줄면 시상하부에서 오작동이 늘어난다. 체온 중추 작용에 문제가 생겨 열감이 생긴다.

호르몬 관리는 빠를수록 좋다

호르몬 관리는 머리부터 발끝까지 아픈 갱년기 여성에게 매우 효과적이다. 멜라토닌뿐만 아니라 프로게스테론Progesterone의 부족은 갱년기 여성의 잠을 해친다. 프로게스테론은 마음을 안정시키고 잠을 잘 자게 하는 호르몬 중 하나다. 배란이 안 되면 프로게스테론이 부족해져 잠을 쉽게 못 자고 불안해지는 감정 변화를 경험한다. 호르몬 관리를 통해 수면을 질을 끌어올리고 불안한 감정도 가라앉힐 수 있다.

과민성 방광은 갱년기 여성에게 찾아온 또 하나의 불청객이다. 수시로 깨서 화장실을 가야 하기 때문에 깊은 잠을 자지 못한다. 소변을 충분히 저장하지 못하는 증상이 나타나는 과민성 방광은 에스트로겐 감소로 나타난다. 호르몬이 줄면 방광의 근육과 점막이 약해져 조금만 소변이 차도 화장실에 가고 싶어진다.

호르몬 밸런스가 깨진 갱년기는 짧게는 수년에서 길게는 10년까지 이어진다. 안정화되기까지 상당한 시간이 걸리고 증상도 심해진다. 따라서 갱년기 치유를 위한 호르몬 관리는 빠르면 빠를수록 좋다. 생활 습관을 바꾸면 호르몬에 의한 충격을 최소화하면서 몸과 마음의 안정을 되찾을 수 있다.

남성 갱년기를
우습게 보지 마라

별것 아닌 게 아닙니다

　남성 갱년기 역시 호르몬 감소가 주된 이유다. 테스토스테론은 30대 이후부터 매년 1%씩 감소해서 50대에 50%까지 떨어진다. 80세가 되면 30% 수준까지 떨어진다. 서서히 피곤이 쌓이는 느낌이 들고, 근력이 줄어들며 성욕도 떨어진다. 우울증이 나타나는 경우도 흔하다.

　심한 경우에는 가정불화가 나타나기도 한다. 사소한 일에도 짜증을 내고 분노가 폭발해 아내뿐만 아니라 자녀까지도 아빠를 달리 보게 된다. 도저히 못 참겠다며 아내의 손에 이

끌려 병원을 찾는 남편들도 종종 본다.

남성 갱년기도 노화를 재촉하고 건강에 악영향을 미치기는 마찬가지다. 드라마틱한 변화가 없다고 해서 모른 체하는 이들이 많지만 가볍게 넘어갈 일이 절대 아니다. 우습게 보지 말고 적극적으로 대처해야 한다.

남성 갱년기와 함께 오는 전립선 비대증

전립선 비대증은 남성 갱년기와 함께 중년 남성에게 흔히 나타나는 질환이다. 둘 다 호르몬 때문이지만 양상 면에서는 조금 다르다. 전립선 비대증은 전립선이 비대해져서 요도를 압박하는 질환이다. 방광 아래 요도를 둘러싸고 있는 전립선은 밤톨이나 호두알 모양으로, 정상일 때 무게는 20g 정도로 크지 않다. 그러다가 40대 이후부터 서서히 커지기 시작해 80세가 되면 2030 대비 2~3배까지 커진다. 60대의 60%가, 80대 이상에서는 90%가 전립선 비대증을 앓는다.

전립선이 커지는 원인도 호르몬 때문이다. 나이가 들면 테스토스테론보다 더 강력한 남성호르몬인 디하이드로테스토스테론DHT이 많아지는데, 전립선에서 테스토스테론을 DHT로 변환하는 효소의 활동이 증가한다. 높아진 DHT가 전립선 세포의 성장을 촉진해 비대해진다. 남성 갱년기와 전립선 비대증은 비슷한 시기에 나타난다.

방치하면 증상만 심해진다

여성들이 겪는 갱년기의 고통은 많이 알려져 있어서 그나마 낫다. 남성 갱년기는 많이 알려지지 않은 데다가, 스스로도 불편을 입 밖으로 내는 것을 꺼려해 방치하는 경우가 많다. 그러나 모든 질병이 그러하듯이 남성들 역시 갱년기든 전립선 비대증이든 방치하면 증상만 심해진다.

　남성 갱년기는 근력 및 골밀도 감소의 원인이 되고, 테스토스테론의 비정상적 감소를 방치하면 심혈관 질환의 위험도 높아진다. 피로, 무기력, 우울증도 심해진다. 전립선 비대증까지 더해지면 엎친 데 덮친 격이다. 전립선 압박이 심해지면 갑자기 소변을 보지 못하는 급성 막힘이 발생할 수 있다. 극심한 통증을 안고 응급실에 찾았다가 소변줄(카테터)을 삽입할 수도 있다. 소변이 신장으로 역류되면 신우신염이나 만성신부전 같은 심각한 합병증이 올 수도 있다.

무엇보다 적극적인 호르몬 관리로 예방하는 것이 최우선이지만, 일단 불편감이 나타나고 증상이 심해진다면 적극적인 치료를 해야 한다.

"더 이상 이대로는 살 수 없다!"

전립선 비대증 치료를 받던 환자가 얼굴이 환해져 진료실을 찾았다. 치료 덕분에 머리카락이 풍성해졌기 때문이다. DHT는 전립선과 두피에 작용하는 재밌는 호르몬이다. DHT가 많아지면 전립선 비대증과 함께 탈모가 진행된다. 전립선 비대증 치료제는 테스토스테론을 DHT로 바꾸는 '5-알파 환원 요소'를 억제하는 역할을 한다. 약의 영향으로 DHT가 줄어들면 전립선도 머리카락도 제자리를 찾아간다.

호르몬 감소로 인한 여러 증상은 생활 습관만 잘 관리해도 감소 속도를 늦출 수 있고, 심각한 질환 역시 치료제로 회복시킬 수 있다. 무엇보다 "더 이상 이대로는 살 수 없다"라는 적극적인 태도가 필요하다.

유산소는 기본,
갈수록 근력 운동이다

뼈 건강에 적신호가 들어온다

뼈는 아주 단단한 것 같지만 생각만큼 튼튼하지는 않다. 자세히 들여다보면 중간중간 틈이 보인다. 빽빽한 선들이 모여 면을 채우듯 뼈도 그렇게 만들어져 있다. 우리 몸은 시간이 지나면 오래된 조직은 제거하고 새로운 조직으로 채우는데, 성인의 경우 10년 정도 지나면 온몸의 뼈가 완전히 새로워진다.

뼈를 리모델링하는 주체는 세포다. 파골세포는 오래되거나 손상된 뼈를 파괴해 흡수하고, 조골세포는 파골세포가 제거한 자리에 새로운 뼈조직을 형성한다. 이 과정이 잘 진행돼야 뼈의 밀도와 강도가 유지된다. 성장기에는 뼈 형성이 더 많아 키가 크고, 갱년기 이후에는 파괴 속도가 많아 골다공증의 위험이 높아진다.

에스트로겐과 테스토스테론은 모두 뼈 건강에 직접적으로 영향을 미친다. 여성의 경우 에스트로겐이 줄면 파골세포의 활동은 억제되고 조골세포 활동이 촉진된다. 남성 역시 조골세포에 직접적으로 작용하던 테스토스테론이 줄면서 골밀도가 떨어진다.

운동으로 호르몬을 보충하자

운동은 호르몬 분비를 촉진해 신체 기능을 활성화시키고 갱년기 증상들을 완화시킨다. 호르몬 부족으로 나타나는 여러 건강 문제를 줄이고 삶의 질 또한 높여 준다.

에스트로겐과 프로게스테론도 보충에 도움을 주지만 운동은 성장호르몬과 행복호르몬의 충전 효과도 크다. 운동 중에 분비되는 성장호르몬은 근육과 뼈를 강화하고 신진대사를 활발하게 만들고, 도파민과 세로토닌은 스트레스를 해소해 우울감과 불안감을 줄인다.

다행히 갱년기에는 시간 여유가 생긴다. 열심히 앞만 보고 달렸던 3040을 지나왔으니 취미 생활로 운동을 시작할 수 있다. 등산, 골프, 테니스, 배드민턴 그리고 러닝까지 종류도 다양하다. 호르몬 보충제를 복용한다는 생각으로 새로운 운동에 도전해도 좋을 것이다.

기능성 식품의 효과?

"한번 먹어 볼까요?" 진료실에서 많이 듣는 질문 중 하나다. 그러고 보니 최근 갱년기 증상을 완화하고 뼈 건강에 도움이 된다고 광고하는 기능성 식품을 많이 본 것 같다. 어떤 기능성 식품이 좋은지, 얼마나 먹으면 좋은지, 뼈 건강을 포함해 다양한 갱년기 증상에 효과가 있는지 나 역시도 궁금해진다.

여성의 경우 '식물성 에스트로겐'이 인기다. 콩, 석류 등에 들어 있는 이소플라본 Isoflavones과 같은 성분이 여성호르몬과 비슷한 작용을 하여 안면 홍조, 발한에 도움을 준다고 광고한다. 남성의 경우도 테스토스테론 관련 성분이 들어 있는 식품들이다. 마카, 호로파 추출물에 기능성 성분으로 쏘팔메토 열매 추출물, 홍삼 등이 소개되고 있다.

기능성 식품은 건강을 유지하고 개선하는 데 목적을 둔 식품이다. 기능성 식품으로 허가를 받은 제품들이 많이 나와 있으므로 먹어서 해가 될 것은 없어 보인다. 다만, 질병을 치료하는 것은 약이지 식품이 아니다. 부족한 것을 먹으면서 채워 본다는 가벼운 생각으로 시작하는 것이 좋다. 만일 간이나 신장에 이상이 있다면 전문의와 반드시 상담을 거쳐야 한다. 적극적인 치료를 약속하는 고가의 제품은 허위, 과장 광고일 가능성이 크다.

유산소는 기본, 근력 운동으로 플러스하자

갱년기에는 유산소만으로는 부족하다. 갱년기의 주요 증상은 뼈의 약화와 근육 감소다. 골밀도를 높이고 근육을 만들고자 한다면 적절한 무게와 자극을 주는 근력 운동을 해야 한다. 근력 운동은 노인의 주요 질환인 골절의 위험도 줄여 준다.
　그런데 대부분의 중장년층은 근력 운동을 낯설고 재미없어한다. 솔직히 혼자 런지를 하는 것은 나도 즐겁지 않다. 재미를 더하고 체계적으로 배우기 위해 전문가의 도움을 받는 것도 좋다. 필라테스나 요가 수업으로 코어 근육을 키우는 것도 방법이다. 올바른 자세를 익히면 부상도 예방할 수 있다. 갱년기에 시작하는 운동은 호르몬을 보충하는 습관이자 자신을 돌보는 기회다. "이 나이에 뭐 새로운 걸 배워?"라는 낡은 생각으로 좋은 기회를 날려 버리지 말자.

갱년기를 중병으로 만드는 스트레스

뱃살이 나오고 성격도 변한 당신에게

부부 싸움에도 '총량의 법칙'이 있다. 신혼 초에 많이 싸운 사람들이 중년에는 덜 싸운다. 싸울 만큼 싸워 봐서 싸움 자체가 효과적인지 아닌지 안다. 알아서 포기하는 부분도 있어 갈등이 적다. 신혼 초부터 각별했던 사람들이 오히려 중년에는 부부 싸움을 심하게 한다. 뱃살이 나오고 성격도 변한 상대에게 심한 말들을 쏟아 내고 나면 후련하다기보다 복잡한 마음이 든다. 마음이 허해진다.

감정 기복은 갱년기의 또 다른 증상이다. 호르몬이 오르락

내리락하는 사이 쉽게 짜증을 낸다. 예민하고 우울해져 공감과 위로가 필요한데 배우자마저 자신을 몰라 주니 사소한 일에도 폭발하고 만다. 마찰이 잦아 심각한 불화로 이어지기도 한다. 부부 관계와 가정생활에 빨간불이 켜지기 전에 상대에 대한 이해와 공감, 그리고 진솔한 대화가 필요하다.

왜 마음이 더 아플까?

상실은 마음의 병이 생기는 가장 큰 이유다. 요즘 50대는 홀로서기의 시기이다. 장성한 자녀들은 독립하고, 고령의 부모님도 저세상으로 떠나실 때다. 상실은 마음에 구멍을 만든다. 홀로 남겨져 '빈 둥지 증후군'을 겪는 이들에게 공허감과 우울감이 찾아오는 경우가 많다. 여기에 갱년기가 더해지면 몸보다 마음이 더 아프다.

감정적으로 힘들어지는 것은 남자들도 마찬가지다. 호르몬 감소로 뱃살이 찌고 머리카락은 가늘어진다. 성기능 저하까지 오면서 자존감이 떨어진다. 사소한 말에도 쉽게 상처를 받고 예민하게 반응한다. 권위적이었던 사람들은 갱년기를 더 심하게 앓는다. 아내의 변화를 이해하지 못할뿐더러, 자신의 감정을 통제하지 못해 큰 마찰이 생긴다.

갑상선 질환과 혼동하지 말자

"요즘 부쩍 피로해 보이고 몸에서 열이 난다고 해요. 잠을 못 자고 짜증도 많이 늘었습니다." 아내가 갱년기를 심하게 앓는다고 생각한 남편이 아내를 데리고 진료실을 찾았다. 그런데 검사 결과 아내의 질환은 갱년기가 아니었다.

갑상선 질환은 갱년기와 증상이 비슷하다. 환자의 성별과 주요 연령대(중장년)가 겹쳐 스스로 오진을 하는 환자들도 종종 있다. 그러나 자세히 들여다보면 차이가 없지 않다. 우선 열 감을 느끼는 형태가 다르다. 갑상선 기능 항진증은 지속적으로 몸에 열이 나는데, 갱년기는 얼굴과 상체에만 집중적으로 열이 나타났다가 사라진다. 수면 패턴에도 차이가 있다. 갑상선 기능 저하증은 오래 자도 계속 피곤한 경향을 보이지만, 갱년기는 오래 잠을 자는 것이 힘들다. 야간 발한과 안면 홍조로 자주 깨고, 특히 새벽에 깨서 잠을 설치는 경우가 흔하다.

호르몬 검사를 하면 확실한 진단을 내릴 수 있다. 갑상선 질환은 TSH, 갱년기는 FSH와 E2 수치를 확인한다. 생리 주기, 증상, 나이, 가족력을 기록해 두면 진단에 도움이 된다.

슬기로운 부부의 갱년기 극복법

"가슴 설레며 처음 만난 그날 밤하늘에 반짝이던 별들을 잊을 수 없네. 그 시절 우리는 정말 아름다웠지." 가수 최백호 씨의 대표곡 〈낭만에 대하여〉에 나오는 구절이다. 부부란 열정과 순수함으로 서로 사랑해서 평생을 함께하기로 결심한 이들이다. 물론 세월이 흐르는 사이 사랑을 지켜 주던 호르몬도 바뀌었다. 갱년기가 되면 성호르몬과 도파민이보다 옥시토신과 바소프레신이 더 많이 분비된다. 열정적이고 낭만적인 사랑보다 영혼의 교감과 깊은 우정을 더 중요하게 생각하게 된다.

부부가 갱년기를 슬기롭게 극복하기 위해서는 상대의 신체적 불편과 심리적 불안을 먼저 이해해야 한다. "요즘 많이 힘들지. 뭘 도와줄 게 없을까?"라는 한마디도 큰 위로가 된다. 새로운 유대감을 위해 '15분 호르몬 레시피'에 소개된 운동과 취미 활동을 함께하길 권한다. 부부가 함께라면 갱년기의 어려움도 슬기롭게 극복할 수 있을 것이다.

또 하나의 선택지, 호르몬 요법

갱년기 참을 만하세요?

치료에는 '대증요법對症療法'과 '근본치료根本治療'가 있다. 감기처럼 나타나는 증상을 해결하는 것은 대중요법이다. 원인을 제거하기보다 증상을 편안하게 해 준다. 흔히 감기를 '약을 먹으면 2주, 약을 안 먹으면 14일이면 낫는다'고 하는 것도 근본치료라고 보기는 어렵기 때문이다.

갱년기 치료에서 호르몬 보충 요법은 대중요법이다. 부족한 호르몬을 외부에서 보충해 줌으로써 호르몬 결핍으로 인해 나타나는 안면 홍조, 발한, 수면 장애, 비뇨생식기 위축 등 다양한 증상들을 완화할 수 있다. 이를 근본치료로 보기 어려운 이유는 약을 끊으면 같은 증상이 다시 나타나기 때문이다.

우리나라에서 갱년기 증상으로 심하게 고통받는 환자들조차 호르몬 치료를 받는 경우는 약 8~10%밖에 되지 않는다. 참을 때까지는 참아 보겠다는 것이 주된 이유다. 안타깝지만 참는 것이 능사는 아니다. 갱년기 우울증 때문에 극단적인 선택을 하는 경우도 늘고 있다. 삶의 질이 떨어지고 무력감이 커진 상태라면 하루빨리 치료에 나서야 한다.

질병 코드는 N95, 치료 효과도 95%

국제질병분류(ICD-10)에서 'N95'는 폐경기 및 기타 폐경기 전후 장애를 나타내는 질병 코드다. 폐경기 전후 출혈(N95.0), 폐경기에 동반되는 안면 홍조, 수면 장애, 신경질, 우울감 등 다양한 증상(N95.1), 폐경 후 위축성 질염(N95.2), 폐경 전후 상태와 관련된 불안 및 신경증적 증상(N95.3) 모두 이 코드에 포함된다. N95 코드는 폐경으로 인해 일상생활에 지장을 주는 신체적, 정신적 질환을 진단하고 치료할 때 사용되며, 갱년기 증상이 의학적 관리가 필요한 질병의 영역에 속한다는 것을 보여 준다.

연구 조사에 따르면 갱년기 환자가 호르몬 보충 요법을 통해 얻는 효과는 95%에 이른다. 그럼에도 많은 이들이 치료를 주저하는 대표적인 이유는 부작용에 대한 막연한 불안감 때문이다.

호르몬 치료하면 암에 걸린다던데요?

오해의 시작은 2000년대 초반 미국 국립보건원에서 실시한 '여성 건강 이니서티브WHI; Women's Health Initiative'라는 연구 발표였다. 연구팀은 6년간 에스트로겐 단독 치료를 받은 5,000명의 여성과 에스트로겐-프로게스테론 보충 치료를 받은 8,500명의 여성의 암 발생률을 비교했다. 에스트로겐-프로게스테론 치료를 받은 그룹은 치료를 받지 않은 그룹보다 유방암 발병률이 0.8% 높았다. 에스트로겐 단독 치료를 받은 그룹은 유방암 위험과 관련이 없는 것으로 나타났다.

이후 많은 후속 연구에서 호르몬 보충 요법이 유방암 발병에 영향을 미치지 않는다고 밝혀졌음에도 한번 퍼진 오해를 바로잡기는 역부족이었다. 많은 전문가들은 갱년기 초기에 적절한 용량과 기간으로 치료를 시행하면 얻을 수 있는 이점이 부작용의 위험보다 훨씬 크다고 강조한다. 충분한 상담으로 자신에게 맞는 치료법을 찾는 것이 중요하다. 다만 모든 갱년기 여성이 진행할 수 있는 것은 아니므로 전문가와의 상담이 무조건 선행되어야 한다.

호르몬 요법을 할 수 없는 사례

호르몬 의존성 암	유방암 또는 자궁내막암의 병력이 있거나 현재 앓고 있는 환자는 호르몬 노출이 암의 재발과 성장을 촉진할 수 있어 금기한다.
간 기능 장애	심각한 간 질환(급성간염 등)이 있는 환자는 호르몬 보충 요법에 사용되는 호르몬을 대사하는 데 어려움이 있어 간 기능이 더욱 악화될 수 있다.
혈전증	활동성 혈전성 정맥염, 혈전색전증(혈관에 혈전이 생겨 혈액 흐름을 막는 질환)을 앓고 있거나, 과거에 병력이 있는 환자는 혈전 생성 위험이 높아질 수 있다.
원인 불명의 질 출혈	출혈의 원인이 밝혀지지 않은 경우 암과 같은 심각한 질환의 유무를 먼저 확인해야 한다.

이 밖에 심혈관 위험이 높은 경우나 조절되지 않는 고혈압과 고지혈증이 있는 경우, 담낭 관련 질환 병력이 있는 경우, 또는 흡연자는 의료진과의 신중한 상담을 권한다.

남성도 호르몬 요법이 가능하다

중년의 자존감을 끌어올리자

남성 갱년기의 주요 증상은 피로, 성욕 감퇴, 기분 변화 등이다. 많은 문화권에서 강인함과 자신감, 성적 능력은 동일한 것으로 취급되어 왔다. 우리나라에서도 성욕 감퇴를 남성성 부족으로 이해하고 심리적 위축을 느끼는 환자들이 많다.

나이가 들면서 감소하는 테스토스테론을 보충하기 위해서 남성호르몬 보충 요법TRT이 개발되었다. 처음 실시된 것은 1940년대로, 독일의 과학자 부테난트Adolf Butenandt가 테스토스테론을 분리하고 합성하는 데 성공해 노벨 화학상을 받은 지

5년 만이다. 처음에는 주사제로 개발되었고 성호르몬 생산이 부족한 환자에게 주로 사용되기 시작했다. 2000년 이후로는 남성 갱년기와 호르몬 보충제에 대한 인식이 높아져 치료 환자도 늘고 있다.

우리나라의 치료율은 미비하지만 미국이나 유럽의 치료 환자는 꾸준히 늘고 있다. 미국에서만 한 해 1,100만 명이 치료를 받고 있는데, 최근 원격의료가 확대되면서 접근성이 크게 개선되면서 늘어난 수치다.

장단점이 다른 호르몬 보충제의 종류

남성호르몬 보충제는 주사, 겔, 패치, 경구제 등 다양한 형태가 있다. 각각의 장단점(편의성, 흡수율, 부작용 등)이 다르다. 남성호르몬 보충 요법의 부작용은 전립선암, 적혈구 증가증, 수면무호흡증, 간독성 등이다. 전립선암의 병력이 있거나 현재 앓고 있는 환자에게는 금기이며, 적혈구 수치가 과도하게 늘어나 혈전 생성 위험이 높아질 수 있으므로 정기적인 혈액검사가 필요하다. 기존에 수면 무호흡증이 있다면 증상이 악화될 수도 있다.

호르몬 보충제의 종류

주사제	2~3주 간격으로 맞는 단기 주사제와 10~14주 간격으로 맞는 장기 지속형 주사제가 있다. 장기 주사제는 혈중농도가 비교적 일정하게 유지되는 장점이 있다.
경구제	정제, 캡슐제, 과립제 등 다양한 형태로 복용이 편리하다. 이전에는 간독성 위험이 있어 주의가 필요했는데 최근에는 우려가 적은 제제들이 개발되었다.
경피제(겔)	허벅지나 복부에 바르는 겔 형태로, 혈중 테스토스테론 농도를 일정하게 유지시키는 장점이 있다. 다만 피부 접촉에 의해 전파될 우려가 있다.

쏘팔메토와 옥타코사놀을 아세요?

한동안 TV 채널만 돌리면 두 식품에 대한 광고가 쏟아져 나왔다. 진료실에서 두 식품에 대해 묻는 환자들도 덩달아 늘어났다. 광고에 혹해 이미 제품을 구입해 놓고 뒤에 와서 효과를 묻는 환자들이 대부분이었다.

쏘팔메토Saw palmetto는 북미 대서양에서 자라는 톱야자나무의 열매이다. 오래전부터 원주민의 강장제로 유명했다고 한다. 라우르산Lauric acid이 풍부한 쏘팔메토 추출물은 우리나라 식품의약품안전처에서 전립선 건강 유지에 도움을 준다고 인정한 성분이다. 라우르산은 테스토스테론이 디하이드로테스토스테론으로 바뀌는 데 필요한 효소를 억제해 테스토스테론을 유지시킨다. 전립선 건강을 유지하고 탈모를 예방하는 데 도움을 줄 수 있다.

옥타코사놀 Octacosanol은 식물성 왁스에서 추출하는 천연 성분의 건강기능식품이다. 쌀겨, 사탕수수, 밀의 씨눈 등에서 추출하며 지구력 증진에 도움을 준다. 우리 몸에서는 글리코겐(탄수화물 합성체)을 근육에 저장해 운동 시 즉각적인 에너지원으로 사용하는데, 저장량이 늘어나면 지구력이 증가한다. 옥타코사놀은 몸속 글리코겐을 증가시키고 지방을 에너지원으로 사용하도록 돕는다. 결과적으로 에너지 대사의 효율을 높여 피로를 덜 느끼게 하고 오래 활동할 수 있도록 돕는 원리다.

쏘팔메토는 전립선 건강에, 옥타코사놀은 지구력 증진에 효과가 있다고 인정된 건강기능식품이다. 다만 치료제로 쓰이는 호르몬 치료만큼 직접적인 효과를 기대하기는 어렵다. 식품으로써 효과가 있다는 말이다.

호르몬 관리는 당뇨병에도 도움이 된다

테스토스테론의 감소는 인슐린 저항성도 높인다. 복부와 내장에 살이 찌면 지방세포에서 인슐린에 반응하지 않는 인슐린 저항성을 키우는데, 복부 비만 자체가 테스토스테론 분비를 저하시키기도 해 남성호르몬 수치가 더 낮아지는 악순환에 빠진다.

악순환을 끊는 가장 좋은 방법은 체중 감량이다. 지방이 줄면 인슐린 저항성도 회복되고 테스토스테론 분비도 늘어난다. 남성호르몬 보충 요법은 지방 분해율을 높여 당뇨병 치료에 도움을 준다. 또한 근육이 늘고, 늘어난 근육이 포도당을 흡수하면 인슐린 감수성도 좋아진다. 남성 갱년기에 당뇨병과 복부 비만이 동반된다면 호르몬 관리로 큰 효과를 기대해 볼 수 있다.

갱년기를 슬기롭게,
인생 2막은 활기차게

삶의 균형을 다시 잡아 주는
호르몬 관리

현대인의 삶은 쉼 없이 달리는 경주와 비슷하다. 늘 달성해야 할 목표가 있고, 매번 넘어서야 할 고비가 있다. 때문에 "갱년기가 되고 몸이 아프기 시작하고 나서야 삶을 돌아볼 여력이 생겼다"라고 고백하는 환자들도 많다.

갱년기의 호르몬 관리는 삶의 질을 유지하고, 건강한 노년을 준비하는 과정이기도 하다. 증상이 심각한 경우 호르몬 치료를 고려해 보고, 일상생활이 가능한 정도라면 생활 습관을 교정해 호르몬 밸런스를 최대한 오래 유지하도록 해야 한다. 다른 약물의 치료 효과도 극대화할 수 있다.

호르몬 관리는 신체 전반의 균형을 잡아 의학적 치료로 해결하지 못하는 세밀한 몸의 불편까지 해결해 준다. 더불어 마음까지도 치유해 주니 당장 시작하지 않을 이유가 없다.

건강한 수면, 새로운 시작의 디딤대

잠의 중요성은 수백 번 강조해도 지나치지 않다. 특히 갱년기는 수면의 질이 떨어지고, 그로 인한 여러 문제가 발생하는 시기다. 반대로 잠만 잘 자면 갱년기의 어려움은 절반 이하로 줄어든다.

그만큼 갱년기에는 잠을 자기가 힘들다. 힘들게 든 잠도 쉽게 깨 버린다. 특히 여성을 괴롭히는 것은 과민성 방광이다. 자다가 3~4번씩 화장실을 간다. 안면 홍조와 야간 발한이 더해지면 자도 잔 것 같지 않다. 남성도 괴롭기는 마찬가지다. 전립선 비대증으로 화장실을 가는 횟수가 늘어난다. 체중 증가와 지방 분포 변화에 따른 수면 무호흡증까지 나타난다. 삶이 암담해지는 중병은 작은 불편함에서 시작된다.

다행히 호르몬 관리로 생활이 편안해질 수 있다. 습관이라는 것도 어려운 것이 아니다. 햇볕 아래서의 운동, 멜라토닌 합성을 돕는 음식(바나나, 우유, 견과류) 섭취, 침대에서 스마트폰 하지 않기 같은 단순한 것들이다. 올바른 생활 습관이 잡히면 갱년기에서 시작되는 인생 2막도 활기차진다.

남은 인생의 속도와 방향이 결정된다

우리는 평생에 거쳐 교육을 마치고, 직업을 갖고, 가정을 꾸리고, 사회적 지위를 얻기 위해 노력한다. 외부 세계에 맞춰 자신만의 개성을 확장해 나간다. 그러다가 갱년기가 되면 사회적 성공이나 외적인 모습에 대한 열망에서 벗어나 이때야말로 진정한 나를 찾아가는 과정이 시작된다. 칼 융은 갱년기에 대해 "두 번째 나를 만나는 시기, 두 번째 꽃을 피우는 시기"라고 표현했다. 인생의 위기이자 성장의 기회가 갱년기라는 의미다.

앞서 살펴보았듯 호르몬 변화는 몸뿐만 아니라 마음에도 큰 영향을 미친다. 혼란의 시기에 대해 부정적인 푸념만 내

뱉는 것은 회복이나 치료에 전혀 도움이 되지 않는다. 남은 인생의 속도와 방향을 결정하는 중요한 시기를 통과한다는 마음으로 자신의 삶을 돌아보고, 두 번째 꽃을 피우기 위한 준비를 시작하자.

호르몬 관리로 두 번째 봄날을 준비하자

"호르몬 관리가 인생 관리"라는 말을 몇 번이나 강조했는지 모른다. 실제 우리 몸의 컨트롤 타워인 호르몬은 신체뿐만 아니라 정신과 감정도 조절하며, 삶의 동기 및 방향을 결정한다. 즉 호르몬 관리를 잘 하면 기존의 질병을 치료할 수 있고 여타의 병도 예방할 수 있다. 그뿐만 아니라 활력 있고 긍정적인 삶을 살아갈 수 있다.

특히 갱년기는 인생의 새로운 방향과 속도를 가늠하는 시기다. 인생의 후반 체력이 이때 만들어진다. 건강한 몸과 마음을 다시 정비할 때다. 잘 먹고 잘 자고 스스로의 몸을 아낌없이 사랑하면 건강은 저절로 따라온다. 건강이 준비되면 인생의 두 번째 봄날도 자연스럽게 찾아온다. 멋진 인생 2막을 위해 적극적인 호르몬 관리를 시작해 보자.

하루 15분 호르몬 처방전 1

호르몬 보충을 위해
짧은 외출 습관을 만들자

엄마는 아직 젊다

"나 아무래도 폐경 온 것 같아. 몇 달째 감감무소식이네." 쌍문동 골목길의 치타 여사는 평소 당당하고 유쾌하다. 머리숱도 많고 머리카락도 까맣다. 그래서 스스로는 아직 젊다고 생각했다. 그런데 갑작스레 폐경이 찾아오자 갑자기 무기력함과 우울감도 느낀다. 드라마 〈응답하라 1988〉의 어머니들, 그들의 갱년기가 이제 막 시작됐다.

가족들에게 자신이 험난한 갱년기를 보내고 있다고 공표한 치타 여사는 "밥은 하지만 설거지는 하지 않겠다" "청소는 하지만 빨래는 하지 않겠다"며 도움을 요청한다. 그러나 그녀를 가장 고통스럽게 하는 것은 불면이다. 달 밝은 밤, 반짝이는 자개장롱에 기대앉은 치타 여사의 표정이 매우 어둡다. 잠에서 깨어난 남편은 그런 아내가 걱정돼 괜찮은지 묻는다. "안 괜찮아. 안 괜찮아, 나." 치타 여사의 솔직한 대답에 보는 이의 마음도 먹먹해진다.

숙면은 셀프 케어의 시작이다

갱년기 여성들이 호소하는 주요 정신적 문제는 우울감, 불안감, 그리고 집중력 저하다. 거기에 호르몬 변화로 인한 불면증까지 더해지면 증상이 더욱 심해진다. 건강한 사람도 며칠간 잠을 못 자면 피로와 스트레스가 쌓인다. 누적된 피로와 스트레스는 활성산소의 양을 증가시키는데, 노화가 시작된 상태라면 가속도가 붙기 딱 좋은 상태가 된다. 각종 질병도 시작된다. 알츠하이머의 원인 물질인 아밀로이드 축적을 촉진시켜 치매를 유발한다는 연구 결과도 있다.

갱년기 고통을 줄이기 위해 멜라토닌 호르몬을 보충하는 생활 습관을 만들어야 한다. 규칙적인 수면 시간 지키기, 쾌

적한 수면 환경 만들기, 긴 낮잠은 자지 않기 같은 노력이 필요하다. 여기에 적당한 피곤을 불러오는 활동을 추가하는 것이 좋다.

짧은 외출이 숙면을 만든다

요즘은 은행 업무도, 장보기도, 쇼핑도 모두 온라인으로 한다. 편리해서 좋지만 100% 온라인으로 대체되는 것은 아쉽기도 하다. 가벼운 외출이 주는 장점이 너무 많기 때문이다.

외출하는 동안 햇볕을 쬐면 멜라토닌이 분비되고 비타민 D도 합성돼 골다공증이 예방된다. 경관이 좋은 공원이나 산책로를 걸으면 엔도르핀이 분비돼 스트레스가 줄고 기분 전환에 도움이 된다. 오가는 사람들과 인사하고 교류하면 사회적 관계가 유지되면서 세로토닌 분비가 늘어 심리적 안정감도 얻을 수 있다. 이는 숙면에도 도움이 된다. 하루 15분 외출 루틴을 만들면 잠자는 것이 한결 수월해질 것이다.

1. 동네 한 바퀴 걷기
집 근처를 가볍게 걸으며 햇볕을 쬐고 몸을 움직이면 신진대사가 활발해지고, 뇌에 신선한 산소를 공급해 기분을 전환할 수 있다.

2. 공원에서 햇볕 쬐기

가까운 공원에서 햇살을 느껴 본다. 햇볕은 세로토닌 분비를 촉진하고 비타민 D를 합성하는 데 도움을 준다.

3. 간단한 스트레칭

야외에서 팔다리를 펴고 목과 어깨를 돌리는 스트레칭을 해 보자. 굳어 있던 근육을 풀어 주고 혈액순환을 도와 피로도 풀 수 있다.

4. 좋아하는 음악 듣기

산책을 하며 음악을 들어 보자. 마음이 차분해져 스트레스도 해소되고, 심리적 안정감도 찾을 수 있다.

5. 간단한 장보기

슈퍼마켓이나 편의점에 필요한 물건을 사러 가자. 목적이 있는 외출은 활력을 불어넣고, 작은 성취감도 준다.

하루15분 호르몬 처방전 2

여성호르몬을 자극하는 골반 운동으로 갱년기를 잡자

난소도 나이를 먹는다

여성은 어머니의 뱃속에서부터 평생 쓸 난자를 갖고 태어난다. 사춘기 무렵이 지나면 배란과 퇴화 과정을 거쳐 수가 빠르게 감소한다. 35세 이후부터는 난자의 수뿐만 아니라 난자의 질도 떨어지는데 이로 인해 생리 주기 변화, 난임, 갱년기 증상이 나타나게 된다.

난소의 노화 속도를 늦추기 위해서는 우선 혈액순환이 잘 되어야 한다. 골반 운동으로 난소 주변의 혈액 순환이 원활해지면 난소를 비롯한 생식기관에 충분한 산소와 영양분이 공급되어 기능 유지에 도움이 된다. 여성호르몬 분비에도 좋은 환경이 조성된다.

말 못할 고민, 요실금

골반 운동은 갱년기에 나타나는 증상들을 완화시켜 주는 데도 도움이 된다. 요실금과 골반 통증은 갱년기 이후 여성들이 가장 흔하게 겪는 증상이다. 에스트로겐은 골반 바닥을 받쳐 주는 근육과 인대의 탄력성 유지에 중요한 역할을 한다. 에스트로겐이 줄면 방광과 요도를 지지하는 힘이 줄면서 복압성 요실금이 발생하고, 골반저 근육과 인대가 약해지면서 자궁, 방광, 직장 등 골반 장기가 아래로 처지게 된다. 압박감과 함께 허리 통증도 동반된다.

  골반 운동으로 관련 근육들을 단련시키면 요실금과 골반 통증을 예방하거나 완화시킬 수 있다. 적극적 신체 활동은 엔도르핀 분비도 촉진시킨다.

여성 호르몬을 자극하는 골반 운동

1. 나비 자세

효과   골반과 고관절을 열어 주는 요가 동작으로, 하체의 혈액순환을 원활하게 하고 골반 주변의 근육을 이완시켜 준다. 생리통 완화에도 효과적이다.

방법   ① 바닥에 앉아 양쪽 무릎을 접어 발바닥을 서로 맞댄다.
② 발뒤꿈치를 최대한 몸쪽으로 당긴다.
③ 척추를 곧게 세운 상태에서 손으로 발을 잡고, 무릎을 위아래로 가볍게 흔들어 준다.
④ 익숙해지면 상체를 앞으로 숙여 스트레칭 강도를 높인다.
⑤ 3회 반복한다.

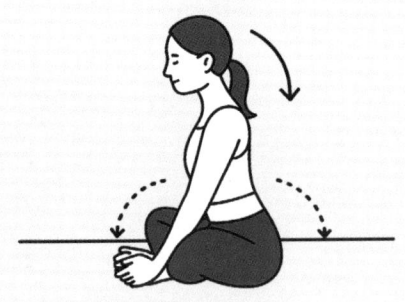

2. 고양이 자세와 소 자세

효과　척추와 골반을 부드럽게 움직여 주는 동작으로, 등 근육을 강화하고 골반 주변의 혈액순환을 촉진한다.

방법　① 네발 기기 자세로 엎드린 후 어깨 아래에 손목, 엉덩이 아래에 무릎이 오도록 한다.

② 숨을 내쉬면서 등을 둥글게 말고, 시선은 배꼽을 향하는 고양이 자세를 취한다.

③ 숨을 들이마시면서 허리를 아래로 내리고, 시선은 정면 또는 위를 향하는 소 자세를 취한다.

④ 10회 반복한다.

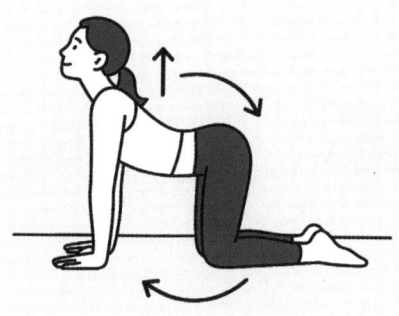

3. 브릿지 자세

효과 엉덩이와 허벅지 근육을 강화하고, 골반을 안정시킨다. 하체의 혈액순환을 돕고, 코어 근육도 단련시킨다.

방법 ① 등을 바닥에 대고 눕는다. 무릎을 세워 발바닥을 바닥에 붙이고, 양팔은 몸 옆에 둔다.

② 숨을 내쉬면서 엉덩이를 천천히 들어 올린다. 어깨부터 무릎까지 일직선이 되도록 한다.

③ 엉덩이에 힘을 주면서 5초간 자세를 유지한다.

④ 숨을 마시면서 천천히 엉덩이를 내린다.

⑤ 10회씩 3세트 반복한다.

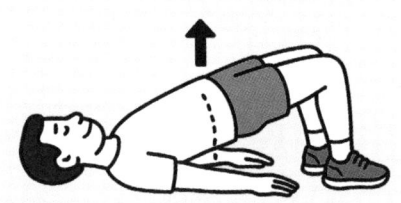

하루 15분 호르몬 처방전 3

동안을 만들고 호르몬 밸런스까지 잡는 경락 마사지

눈에 보이지 않는 에너지 통로

한의학에서는 경락經絡을 장기와 기관, 신체 부위를 서로 연결하는 에너지의 통로라고 설명한다. 질병의 발생 이유도 경락에서 찾는다. 경락이 막히거나 순환에 문제가 생기면 몸의 균형이 깨지고, 이로 인해 통증이나 질병이 발생한다는 것이다.

한편 양학에서는 해부학과 생리학적으로 경락과 경혈(경락 위의 특별한 지점, 침 자리로 불림)을 설명하려는 시도를 지속적으로 해 왔다. 경혈은 신경이 밀집된 부위로, 이곳을 자극하면 신경 말단이 자극되고 이 신호가 척수와 뇌로 전달돼 통증이 조절된다는 설명이다. 일부 연구자들은 경락이 근막, 인대, 건과 같은 결합조직을 따라 위치해 있고, 여기에 자극을 주면 근육의 긴장이 완화되고 혈액순환을 개선하여 통증이 줄어든다고 보고한다.

서양의학에서도 경락을 활용한 치료가 효과적이라고 인정하고 있으며, 실체를 완전히 증명하지는 못했지만 다양한 가설을 통해 치료 효과를 밝히려고 애쓰고 있다.

호르몬 밸런스를 찾아 주는
15분 경락 마사지

마사지의 기본 원리는 혈액에서 걸러져 나온 체액(림프액)의 순환을 원활하게 하는 것이다. 림프액은 단백질, 지방, 노폐물 그리고 백혈구로 이루어져 있는데, 모세혈관을 빠져나온 혈장이 세포 사이를 채우다가 림프관으로 들어간다. 그리고 몸을 순환하며 노폐물을 제거하고 면역 기능도 활성화시킨다. 림프액이 흐르는 림프관은 혈관처럼 온몸에 퍼져 있는데, 심장과 달리 펌프가 없어 스스로 움직이는 힘이 부족하다. 순환이 잘 되지 않으면 부종, 피로, 감염 등의 증상이 나타날 수 있다.

'호르몬 운반'은 림프액의 중요한 역할 중 하나다. 소화관에서 흡수된 지용성 호르몬은 림프계를 통해 순환해 신체 각 부위로 전달된다. 림프순환이 원활하지 않으면 호르몬이 제대로 이동하지 못해 불균형이 초래되기 쉽다.

종합해 보면 경락 마사지는 갱년기 통증을 줄여 주고, 림프순환을 촉진해 노폐물 배출과 호르몬 밸런스 유지에 도움을 준다. 하루 15분으로 호르몬 밸런스도 맞추고 동안까지 만들 수 있는 습관을 만들어 보자.

하루 15분 경락 마사지

준비물   페이스 오일 또는 수분 크림

주의 사항   피부에 자극이 가지 않도록 페이스 오일이나 크림을 바른 후 실시하며, 너무 강하지 않게 부드러운 압력으로 누르거나 문지른다.

① 림프순환 마사지 (5분 동안 5회씩 반복)

목 스트레칭   고개를 좌우, 위아래로 천천히 움직인다.

쇄골 마사지   네 손가락을 모아 쇄골 뼈 위아래를 안쪽에서 바깥쪽으로 부드럽게 쓸어 준다.

목선 쓸어내리기　귀밑에서 쇄골까지 목선을 따라 아래로 부드럽게 쓸어내려 준다.

턱선 쓸어 올리기　양손 엄지손가락으로 턱선을 아래에서 위로 쓸어 올려 귀밑까지 지압한다.

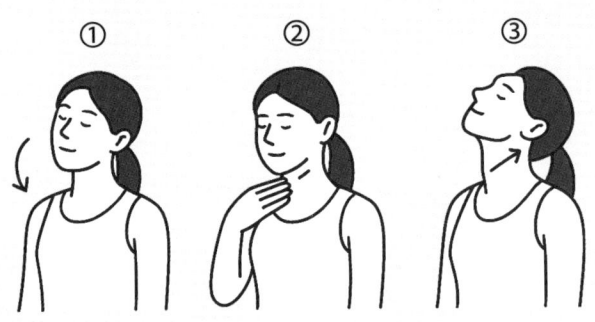

② 얼굴 경락 마사지 (7분 동안 3회씩 반복)

이마&미간　양 손가락을 이용해 미간에서 이마 중앙을 지나 관자놀이까지 쓸어 준다.

눈가　손가락을 이용해 눈 밑 뼈를 따라 안쪽에서 바깥쪽으로 부드럽게 지압하며 쓸어 준다. 눈썹 뼈를 따라 동일하게 진행한다.

콧볼&광대　콧볼 옆을 원을 그리며 지압한 후, 광대뼈 아래를 따라 귀 쪽으로 밀어 준다.

팔자주름　입꼬리 옆 팔자주름이 시작되는 부분을 지압하고, 위로 밀어 올린다.

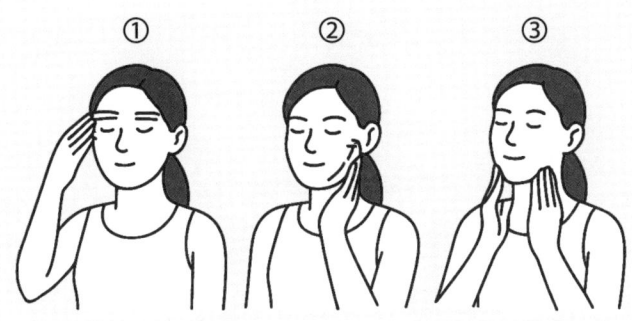

③ 마무리 마사지 (3분)

얼굴 전체 쓸어 주기 양 손바닥을 이용하여 얼굴 전체를 안쪽에서 바깥쪽으로 부드럽게 쓸어 준다.

관자놀이 지압 관자놀이를 가볍게 눌러 긴장을 풀어 준다.

림프절 지압 귀 뒤 움푹 들어간 부분, 쇄골 위, 겨드랑이 림프절을 가볍게 지압하여 노폐물이 잘 배출되도록 마무리한다.

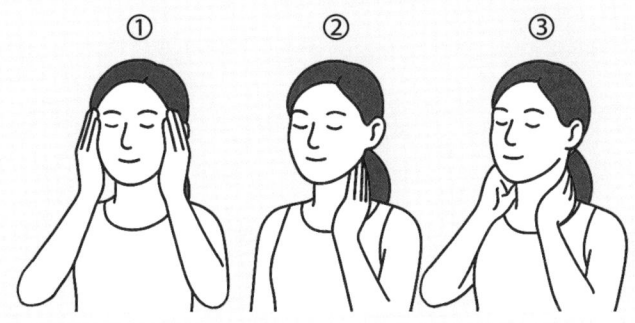

하루15분 호르몬 처방전 4

먹으면서 체중을 줄이는 특별한 저녁 식사

포만감은 높이고 몸무게는 줄이자

갱년기에는 같은 양을 먹어도 살이 더 잘 찐다. 에스트로겐이 줄면 신진대사율이 낮아지고, 남은 에너지가 쉽게 지방으로 축적되기 때문이다. 이때 지방은 엉덩이나 허벅지가 아닌 복부에 쌓이는데, 악명 높은 내장 지방이 된다. 독자들도 잘 알다시피 내장 지방은 건강에 매우 해롭다.

근육량이 줄어드는 근감소증도 지방을 늘리는 원인이 된다. 근육은 지방보다 훨씬 많은 칼로리를 소모하는데 나이가 늘면서 자연스럽게 근육량이 줄면 가뜩이나 낮아진 신진대사율이 더 낮아진다. 즉 살이 더 잘 찐다. 갱년기의 체중 유지는 포만감은 높이고 몸무게는 줄이는 현명한 식단으로 시작해야 한다. 호르몬 균형을 맞추고 수면의 질까지 개선할 수 있는 식단이 필요하다.

호르몬은 챙기고 단순당은 줄인다

단백질과 식이섬유를 충분히 먹는 식단은 호르몬을 챙기는 좋은 식단이다. 단백질은 포만감을 오래 유지시켜 야식의 유혹을 줄이고, 근육량 감소를 막아 기초대사량을 유지하는 데도 도움을 준다. 식이섬유는 소화를 돕고 혈당을 천천히 올려 체지방 축적을 막아 준다.

단백질과 식이섬유를 충분히 먹으면 단순당을 덜 먹는 효과도 있다. 포만감이 오래가면 갑자기 찾아오는 식욕 때문에 찾게 되는 빵과 떡, 설탕이 많이 들어간 간식들도 줄일 수 있다. 콩은 단백질과 식이섬유가 풍부한 대표 식품이다. 콩에 많이 있는 이소플라본은 체내 여성호르몬과 유사한 작용을 해 갱년기 증상 완화에 도움을 준다.

혹시 부족해질 수 있는 지방은 호두, 아보카도, 연어 등 오메가-3 지방산이 많은 식품으로 섭취한다. 오메가-3 지방산은 체내 염증을 줄이고 호르몬 균형을 잡는 데도 탁월하다.

15분 만에 특별한 저녁 식사가 완성된다

매끼 식사를 지어 먹는 것은 갱년기 여성들에게 특히 힘든 일이다. 불 앞에 서서 일을 하는데 몸에서 열까지 올라오면 몸도 마음도 쉽게 지친다. 되도록 몸에 좋은 영양소가 듬뿍 담겨 있으면서도 조리 시간이 길지 않은 것이 좋다. 또한 식사 후에는 소화를 위해 가벼운 산책을 하고, 저녁 7시 이후에는 음식을 먹지 않는 것이 좋다. 충분한 수분 섭취와 규칙적인 운동을 하면 더욱 효과적으로 체중 관리를 할 수 있다.

1. 두부버섯잡곡밥

- **효능** 두부의 이소플라본과 잡곡밥의 복합 탄수화물이 갱년기 증상을 완화하고 안정적인 에너지원을 제공한다.
- **재료** 현미 또는 잡곡밥 1/2 공기, 으깬 두부 100g, 양파나 버섯 등 채소
- **조리법** 두부를 으깨고 버섯, 양파 등과 함께 볶아 덮밥처럼 먹는다.

2. 렌틸콩채소수프

- 효능   렌틸콩은 단백질과 식이섬유가 풍부해 포만감을 주며, 소화가 잘 되어 속도 편안하다.
- 재료   렌틸콩 1컵, 당근 1개, 양파 1개, 브로콜리 등 채소, 닭가슴살 큐브 200g
- 조리법 모든 재료를 넣고 강불에 푹 끓이다가 끓기 시작하면 약불에서 25~30분 뭉근히 끓인다.

3. 연어아보카도샐러드

- 효능   연어의 오메가-3 지방산과 아보카도의 건강한 지방, 풍부한 식이섬유가 포만감을 주고 호르몬 균형을 돕는다.
- 재료   구운 연어 100g, 아보카도 1/2개, 잎채소 한 줌, 방울토마토 5~6개, 견과류 약간
- 드레싱 올리브유, 레몬즙, 소금, 후추
- 조리법 잎채소를 갈고 연어와 방울토마토, 견과류를 토핑한 후 드레싱을 올린다.

하루 15분 호르몬 처방전 5

정성 들여 만드는 수제 두유 한 잔의 힘

콩은 모두에게 좋다

두유豆乳는 말 그대로 콩으로 만든 우유다. 인류가 두유를 만들어 먹기 시작한 지는 약 2,000년으로 역사가 길다. 중국 한나라 때부터 콩을 갈아 두유를 만들고 순두부와 같은 두부 요리를 해 먹었다고 전해진다. 연로한 부모님을 위해 부드러우면서 영양가 높은 음식을 찾다가 콩을 갈아 마시게 됐다는 기록도 있다.

지금까지도 두유는 서민들의 중요한 영양 공급원이 되고 있다. 단백질이 풍부한데 만드는 방법도 간단해서 누구나 쉽게 만들어 먹을 수 있다. 중국에서는 아침 식사로 먹는 경우가 많은데, 우리나라에서도 최근 수제 두유에 대한 관심이 높아졌다.

콩의 영양을 오롯이 담은 두유

따뜻한 두유 한 잔은 몸을 편안하게 이완시켜 주고, 밤에는 숙면을 유도한다. 갱년기에 흔히 겪는 불면증과 불안감을 완화시키는 데에도 도움이 된다. 특히 수제 두유는 방부제, 안정제, 인공감미료 등을 넣지 않아 안심하고 마실 수 있다. 양질의 식물성 단백질과 식이섬유가 풍부해 포만감을 주어 체중 관리에 효과적이며, 장 건강에도 도움을 준다. 두유를 만들고 나서 생기는 비지는 비지찌개, 비지전, 빵 반죽 등에도 활용할 수 있다.

집에서 만드는 고소한 수제 두유 레시피

재료　　백태(노란 콩) 100g, 물 1ℓ
도구　　큰 볼, 냄비, 믹서기, 고운체 또는 면포

만드는 방법

1. 콩 불리기

① 콩 100g을 깨끗이 씻은 후, 3배 정도 되는 물을 부어 8시간 이상 충분히 불린다. (여름에는 냉장고를 이용한다.)

② 불린 콩은 2~3배 정도 커진다. 만졌을 때 부드럽게 쪼개지는 상태가 되면 충분하다.

2. 콩 삶기

① 불린 콩은 여러 번 깨끗한 물로 헹궈준다. 냄비에 새 물을 넉넉하게 붓고 중불에서 10~15분 정도 끓인다.

② 끓기 시작하면 거품이 올라오는데, 거품을 걷어 내야 콩의 비린 맛이 사라진다.

③ 콩을 먹어 봤을 때 비린 맛이 없고 고소한 맛이 나면 잘 익은 것이다.

3. 갈아 주기

① 삶은 콩과 뜨거운 물을 1:10 비율(콩 100g에 물 1ℓ)로 믹서기에 넣고 곱게 갈아 준다.

② 고소하고 진한 맛을 원하면 물을 줄이고, 묽은 두유를 원하면 물을 더 넣는다.

4. 거르기

① 체나 면포를 이용해 갈아 놓은 콩물을 거른다. 두유와 비지를 분리할 수 있다.

② 면포를 사용하면 깨끗하게 걸러지는데, 마지막까지 손으로 짜 준다.

5. 한 번 더 끓이기 (선택)

① 비린 맛을 완전히 제거하고, 두유를 오래 보존하기 위해 냄비에 담아 중불에서 5분 정도 끓인다. (바닥에 눌어붙지 않도록 잘 저어 준다.)

6. 보관하기

① 따뜻하게 마시거나, 식혀서 냉장고에 보관한다. (3일 이내 마신다.)

하루 15분 호르몬 처방전 6

젊음을 되돌리는
튼튼 뼈 운동

뼈를 자극하면 호르몬이 나온다

뼈는 우리 몸을 지탱하는 중요한 구조물이지만, 뼈의 역할이 여기서 그치지는 않는다. 우리 몸의 뼈는 칼슘을 저장하고 피를 만드는 일도 담당한다. 호르몬을 분비하는 내분비기관이기도 하다. '오스테오칼신Osteocalcin'은 뼈가 분비하는 호르몬 중 하나로 일반인들에게는 다소 생소한 호르몬이지만 그럼에도 하는 일은 매우 다양하다. 혈당 조절, 근육과 뇌의 기능, 생식기능 등 다양한 기관에 관여한다.

부연하자면 오스테오칼신은 췌장의 베타세포를 자극해 인

슐린 분비를 촉진하고, 인슐린 저항성을 개선한다. 근육과 뇌를 활성화시켜 운동 능력과 기억력, 학습 능력을 높인다. 테스토스테론의 분비를 돕는 기능도 한다.

오스테오칼신의 증가가 골다공증의 신호?

신기하게도 오스테오칼신은 갱년기에 증가하는 호르몬이다. 갱년기 여성에게서 나타나는 골대사 변화와 관련이 있다. 갱년기가 되면 뼈의 파괴를 억제하는 에스트로겐이 줄면서 골흡수가 활발해진다. 이로 인해 골전환(오래된 뼈가 파괴되고 새로운 뼈가 만들어지는 과정)이 급격히 증가한다. 오스테오칼신은 뼈를 만드는 조골세포에서 생성되는데, 골전환율이 높아지면서 혈액 중 오스테오칼신 수치가 높아진다.

갱년기에는 뼈를 만드는 속도보다 뼈를 파괴하는 속도가 훨씬 빨라 전체적인 뼈의 양(골밀도)이 줄어든다. 아이러니하게도 오스테오칼신의 증가는 뼈가 잘 만들어지고 있다는 긍정적 신호보다는 뼈의 파괴와 생성이 모두 활발해져 골다공증으로 이어질 수 있다는 위험 신호로 해석된다.

젊음을 되돌리는 15분 뼈 운동

그럼에도 오스테오칼신의 자연적 증가는 뼈를 포함한 전신 건강에 이롭다. 적절한 물리적 자극이 가해지면 오스테오칼신의 분비가 활발해져 근육, 뇌, 췌장 등 다양한 기관에 긍정적인 신호가 전해진다. 하루 15분, 비교적 짧은 시간의 운동으로도 컨디션이 좋아지는 것을 느낄 수 있는 것도 오스테오칼신 덕분이다.

1. 제자리 뛰기

효과 전신 근육을 사용하며 뼈에 가볍고 반복적인 충격을 주어 골밀도 향상과 성장호르몬의 분비를 촉진한다.

방법 양발을 모으고 서서 팔다리를 동시에 벌려 뛰는 동작을 반복한다. 팔은 머리 위로 올리고, 다리는 어깨너비 이상으로 벌린다.

2. 계단 오르내리기

효과 체중의 부하를 직접적으로 이용하는 운동으로, 하체 근육을 강화하고 뼈를 자극하는 데 매우 효과적이다.

방법 엘리베이터 대신 계단을 이용한다. 내려올 때는 관절에 무리가 가지 않도록 주의하며 천천히 내려온다.

3. 줄넘기

효과 반복적인 점프 동작이 척추, 고관절, 발목 등 전신 뼈에 자극을 주어 호르몬 분비를 돕는다.

방법 너무 높게 뛰지 않고 발바닥 전체로 착지하여 충격을 분산시키는 것이 중요하다.

하루 15분 호르몬 처방전 7

통증을 줄이는 스트레칭이 하루 컨디션을 끌어올린다

갱년기 통증은 왜 찾아오나

"젊은 것들은 몰라." 허리는 굽고 무릎은 살짝 벌어진 할머니가 자주 하시던 말씀이다. 일상의 통증이 많아지는 시기는 딱 갱년기다. 호르몬 이상이 크고 작은 불편과 통증을 불러온다. 뼈를 보호하고 칼슘 흡수를 돕는 에스트로겐의 분비가 줄면 뼈의 밀도가 급격히 낮아진다. 관절을 부드럽게 유지하던 연골의 콜라겐도 줄어 염증이 생기기 쉬운 상태가 된다. 무릎, 허리, 손목 등 관절통이 증가하고 근감소증이 더해지면 통증이 커진다.

에스트로겐은 통증 신호를 전달하는 신경계에도 영향을 미친다. 호르몬 균형이 깨지면 자율신경계가 불안정해져 이유 없는 통증이 나타나는데 근육통, 두통, 신경통이 흔하다. 호르몬 감소로 통증 민감도가 높아져 예전과 달리 통증을 느끼게 되는 경우도 잦다.

통증을 줄이는 스트레칭의 원리

갱년기 통증을 조절하기 위해서는 호르몬 밸런스를 최대한 오래 유지하는 노력이 필요하다. 규칙적인 운동과 균형 잡힌 식단으로 뼈와 근육을 강화하고, 충분한 휴식을 통해 스트레스도 관리한다. 규칙적인 스트레칭까지 해 주면 가벼운 통증은 쉽게 치료할 수 있다.

스트레칭은 긴장된 근육을 이완시켜 혈관을 확장시킨다. 혈관이 확장되면 혈액과 산소의 이동이 원활해진다. 혈행이 좋아지면 근육에 쌓인 노폐물과 통증을 유발하는 물질들이 쉽게 제거된다. 뭉친 근육을 풀어 주어 만성적인 목, 어깨, 허리 통증도 줄일 수 있다. 공기 맑은 곳에서 여유를 갖고 하는 스트레칭은 엔도르핀을 분비시켜 자연적인 진통제 역할도 한다.

통증 잡는 15분 스트레칭 루틴

아침 스트레칭은 밤새 굳어 있던 몸을 깨우고, 저녁의 스트레칭은 컴퓨터나 스마트폰 사용으로 경직된 근육을 풀어 준다. 깊고 천천히 호흡하는 동안 통증 완화와 함께 몸과 마음의 컨디션을 모두 끌어올릴 수 있다.

1. 목 스트레칭 (3분)

① 고개를 좌우로 천천히 기울여 목 근육을 부드럽게 늘려 준다.
   (각 30초)

② 양손을 뒤통수에 댄 채, 턱을 가슴 쪽으로 당겨 목 뒷부분을 늘려 준다.
   (30초)

③ 양손으로 턱을 받치고 고개를 천천히 뒤로 젖힌다. (30초)

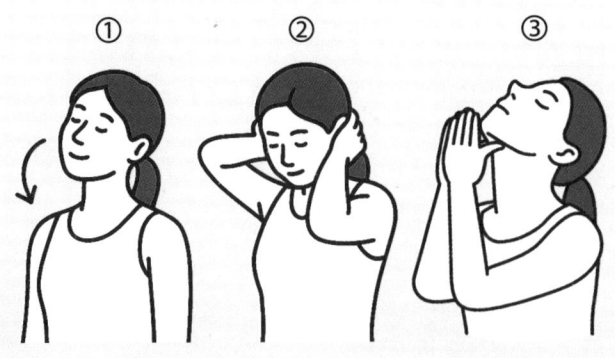

2. 어깨와 팔 스트레칭 (4분)

① 한쪽 팔을 반대쪽 어깨로 보내고 다른 팔로 팔꿈치를 잡아 가슴 쪽으로 지그시 당긴다. (각 30초)

② 두 팔을 등 뒤로 깍지 끼고 어깨를 펴면서 팔을 천천히 위로 들어 올린다. (1분)

③ 벽을 바라보고 서서 한쪽 팔을 벽에 댄 채 상체를 돌려 가슴과 어깨 앞쪽을 늘린다. (각 30초)

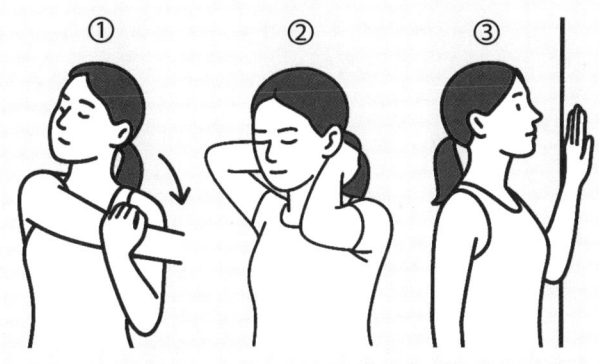

3. 하체 스트레칭 (3분)

① 의자에 앉아 한쪽 다리를 쭉 펴고 상체를 앞으로 숙여 허벅지 뒤쪽을 늘려 준다. (각 30초)

② 한 손으로 벽을 잡고 한쪽 발목을 뒤로 잡아 허벅지 앞쪽을 늘려 준다. (각 30초)

③ 양 발바닥을 붙이고 앉아 무릎을 위아래로 가볍게 움직여 골반을 풀어 준다. (1분)

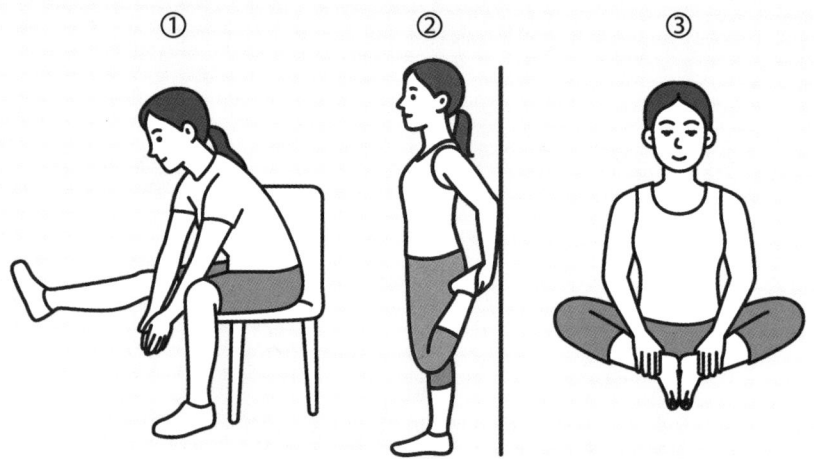

하루 15분 호르몬 처방전 8

행복호르몬을 활성화시키는 음악 감상

음악은 우리를 행복하게 한다

"음악은 모든 감정을 담아내는 그릇이며, 영혼을 치유하는 최고의 약이다." 19세기 프랑스를 대표하는 작가 에밀 졸라 ^{Émile} $_{Zola}$의 말이다. 《목로주점》과 같은 작품에서 삶의 희로애락을 사실적으로 묘사하고, 스스로 행동하는 지식인으로 살아간 그에게 음악은 사랑의 대상이었다.

현대인에게도 음악은 빼놓을 수 없다. 기쁠 때나 슬플 때 위로가 필요할 때 많은 음악을 찾고 위로와 평화를 얻는다. 일상생활에서 콧노래를 흥얼거리는 것부터 대중가요의 콘서트

장을 찾는 것까지 음악을 즐기는 형태도 다양하다. 웅장한 교향곡을 생생히 듣기 위해 해외여행을 즐기는 사람들도 많다.

이처럼 우리가 음악과 사랑에 빠지는 이유도 호르몬 때문이다. 음악을 들으면 뇌는 도파민, 세로토닌, 엔도르핀과 같은 행복호르몬을 분비한다. 도파민은 즐거움과 만족감을 가져오고, 세로토닌은 안정과 행복감을 느끼게 해 주며, 엔도르핀은 통증을 완화시켜 준다.

음악이 곧 명상이 되는 이유

명상은 몸과 마음을 고요히 하고 자신의 내면을 들여다보는 수련이다. 명상을 꾸준히 하면 코르티솔이 분비돼 마음의 안정과 평온을 얻을 수 있고, 집중력이 높아지며, 감정 조절도 수월해진다. 숙면에도 도움이 된다.

최근에는 음악이 곧 명상이라는 주장이 설득력을 얻고 있다. 명상은 뇌파를 안정시켜 알파파 Alpha wave나 세타파 Theta wave를 활성화시키는데, 음악이 이러한 뇌파를 유도하는 데 탁월한 효과가 있다. 특히 리듬이 일정하고 느린 음악이나 자연의 소리를 담은 음악은 우리의 뇌파를 명상 상태와 유사하게 만들어 자연스럽게 이완을 유도한다. 심박수와 혈압이 안정되고, 감정이 순화되며 평온해지는 것도 명상의 효과와 동일하다.

나를 비우고 나를 채우는 15분 음악 감상

음악은 갱년기 사람들에게도 큰 위안과 행복을 준다. 몸과 마음의 긴장을 풀고, 깊은 평온을 얻을 수 있다. 15분이라는 짧은 시간이지만 음악을 감상하는 동안만큼은 바쁜 일상을 내려놓고 자신을 위한 작은 행복과 평화를 누려 보자. 나를 비우고, 나를 채우는 귀한 시간이 될 것이다.

1. 의식적으로 듣기

일상의 시공간을 채우는 배경음이 아니라 명상의 대상으로서 음악을 들어야 한다. 한 귀로 듣고 한 귀로 흘려보내지 말고 악기 소리 하나하나, 리듬, 멜로디의 변화에 귀를 기울여 본다. 무심코 들었던 음악도 세밀한 부분까지 신경 써서 듣다 보면 오감이 살아나는 것을 느낄 수 있다.

2. 긍정적인 감정을 유도하기

음악을 선택할 때는 내가 원하는 감정을 생각해 본다. 활력을 얻고 싶다면 경쾌하고 신나는 템포의 음악, 마음을 가라앉히고 싶다면 잔잔한 클래식이나 뉴에이지, 또는 자연의 소리를 듣는다. 위로가 필요하다면 발라드나 감성적인 음악이 좋다.

3. 몸과 마음의 긴장 풀기

음악을 들을 때는 편안한 자세가 좋다. 앉거나 누워도 상관없다. 음악을 듣는 동안은 눈을 감고 온몸의 긴장을 의식적으로 풀어 본다. 목, 어깨, 팔, 다리 등 굳어 있는 부위를 편안하게 만든다.

4. 지금 여기에 머물기

음악을 듣는 동안은 과거의 후회나 미래의 걱정을 내려놓는다. 오직 음악과 몸의 반응에만 집중하는 것이 중요하다. 잡념이 떠오르면 다시 음악에 집중해 지금, 여기에 머물도록 한다.

하루 15분 호르몬 혁명

1판 1쇄 인쇄 | 2025년 11월 5일
1판 1쇄 발행 | 2025년 11월 25일

지은이 안철우
펴낸이 김기옥

기획 편집 이영인
마케팅 양혜림
경영지원 고광현
제작 김형식

디자인 유어텍스트
인쇄·제본 민언프린텍

펴낸곳 한스미디어(한즈미디어(주))
주소 04037 서울 마포구 양화로11길 13(서교동, 강원빌딩 5층)
전화 02-707-0337 | **팩스** 02-707-0198 | **홈페이지** www.hansmedia.com
출판신고번호 제 313-2003-227호 | **신고일자** 2003년 6월 25일

ISBN 979-11-94777-75-5 (03510)

책값은 뒤표지에 있습니다.
잘못 만들어진 책은 구입하신 서점에서 교환해 드립니다.